Das gesunde Knie

HEIKE HÖFLER

DAS GESUNDE KNIE

ÜBUNGEN ZU SCHMERZPRÄVENTION UND HEILUNG

Hilfe bei ARTHROSE

Meyer & Meyer Verlag

Das gesunde Knie

Bibliografische Information der Deutschen Nationalbibliothek
Die Deutsche Nationalbibliothek verzeichnet diese Publikation in der Deutschen Nationalbibliografie; detaillierte bibliografische Details sind im Internet über <http://dnb.d-nb.de> abrufbar.

Das tut den Knien gut
5. überarbeitete Auflage 2020, Meyer & Meyer Verlag, Aachen
Auckland, Beirut, Dubai, Hägendorf, Hongkong, Indianapolis, Kairo, Kapstadt,
Manila, Maidenhead, Neu-Delhi, Singapur, Sydney, Teheran, Wien

Member of the World Sport Publishers' Association (WSPA)

Gesamtherstellung: Print Consult GmbH, München

MIX
Paper from responsible sources
FSC® C084279

ISBN 978-3-8403-7705-1
E-Mail: verlag@m-m-sports.com
www.dersportverlag.de

INHALT

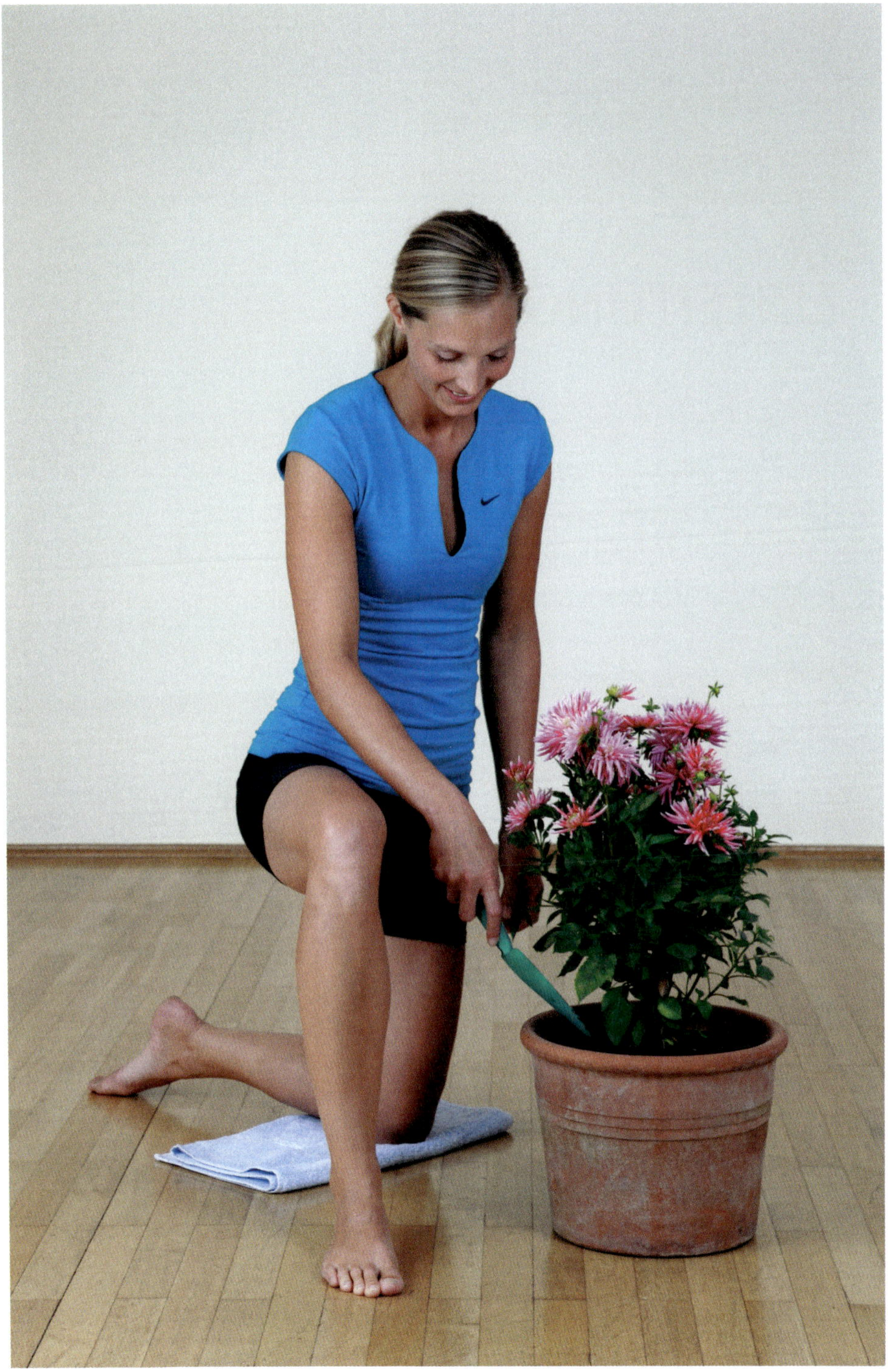

EINLEITUNG

Kennen Sie das? Das Kniegelenk will nicht mehr so wie früher. Es läuft nicht mehr wie „geschmiert" oder es kommt zu Spannungsgefühlen und Steifigkeit im Gelenk. Zuerst piekst und knackt es ab und zu, dann schmerzt es beim Aufstehen, beim Treppenhinuntersteigen oder beim längeren Gehen und manchmal schwillt es sogar an. Dies sind die ersten Anzeichen einer Arthrose, einer Abnutzung des Gelenks.

STARK BEANSPRUCHT UND EMPFINDLICH

Oft spürt man die ersten Beschwerden schon ab 30. Sportwissenschaftler von der Sporthochschule Köln fanden heraus: „Etwa ab dem 50. Lebensjahr lässt sich nahezu bei jedem eine Arthrose (Gelenkverschleiß) im Knie nachweisen." Häufig entstehen Knieprobleme aber auch nach einem Unfall, z. B. beim Sport oder nachdem man es überdreht hat. Das Knie ist als Dreh-, Scharniergelenk auch starken Dreh-, Verschiebe- und Knickbewegungen ausgesetzt. Es verbindet Beweglichkeit und Flexibilität mit Festigkeit und Starre. Eine falsche Bewegung, eine unerwartete Drehung oder etwa ein Stoß oder Sturz kann das feine System schädigen. Viele Sportarten belasten es extrem, wie Fußball, Tennis, Skifahren oder Kampfkünste.

Das Kniegelenk ist das **größte und komplizierteste Gelenk** im menschlichen Körper und durch die ständige Belastung im Alltag sehr verschleißanfällig. Jedoch auch die heutigen harten, geteerten Straßen begünstigen Kniegelenkbeschwerden. Während in den ersten 50 Jahren Männer mehr von Kniegelenkarthrosen betroffen sind, sind es ab 50 die Frauen.

BESSER TRAINIEREN ALS OPERIEREN

Knieprobleme sind in den letzten Jahren zu einer Volkskrankheit geworden; Tendenz steigend. 5-10 Millionen Menschen klagen über Schmerzen, Knirschen oder Instabilität in diesem besonderen Gelenk des menschlichen Körpers, das zwei lange Hebel miteinander verbindet. **Die Zahl der Knieoperationen** steigt ständig, dabei sind laut einer Studie der Gmündener Ersatzkasse 40 % der Betroffenen mit dem Operationsergebnis unzufrieden. „Neun Monate nach der Operation klagten viele noch über Schmerzen und eingeschränkte Beweglichkeit." *An eine Operation sollte man erst dann denken, wenn alle anderen sanften Heilmöglichkeiten ausgeschöpft wurden.* Am besten ist natürlich, das Kniegelenk mit gezielten Bewegungsübungen, wie sie in diesem Buch dargestellt werden, vorsorglich zu stabilisieren. Es wird dadurch auch verletzungsresistenter. Im Schmerzstadium sollten die Übungen auf jeden Fall sehr regelmäßig ausgeführt werden. Falls es zu einer Operation gekommen ist, sind die Übungen danach ein unbedingtes Muss.

Die wichtigste Möglichkeit, das Knie und seine Strukturen, wie Knorpel, Bänder und Menisken, zu schützen, gesund zu erhalten oder zu therapieren, sind aktive Bewegungsübungen, die die Kniemuskulatur aufbauen sowie für eine gute Ernährung des Knorpels sorgen. Durch das antrainierte „Muskelkorsett" wird das Knie auch in jeder Bewegungs- und Arbeitsphase entlastet. Wichtig sind auch Dehnungsübungen, die die Kniebeugemuskulatur elastisch halten.

Das Knie ist ein kleines Wunderwerk, das mit seinem ausgeklügelten **Aufbau** von Kniescheibe, Meniskus, Knorpel, Muskeln, Bändern und Sehnen eine **hohe Belastbarkeit** aushält, aber andererseits auch sehr **verschleiß- und verletzungsanfällig** ist. Außerdem muss es unser Körpergewicht tragen, nicht nur beim Gehen und Stehen, sondern auch beim Springen, Joggen usw. Man bedenke, dass bei jedem Schritt etwa das Dreifache des Körpergewichts auf diesem lastet. Nach einer Quelle von Dr. Andreas Erber, Facharzt für Physikalische und Rehabilitative Medizin in Berlin, war kürzlich im *Ratgeber Wellness und Gesundheit* zu lesen: „Das Kniegelenk ist das am meisten belastete Gelenk des Körpers. Auf **Schritt** und Tritt muss es etwa das **Dreifache** des **Körpergewichts** abpuffern, Treppensteigen oder Joggen erhöhen den Wert auf das **Fünffache.**" Ist das Knie schon etwas instabil, oder federt man die Schritte beim Joggen oder Bergabgehen nicht gut ab, kann sogar das 5-7-Fache des Körpergewichts auf das Knie einwirken.

Durch die hohe Belastung, der das Knie ausgesetzt ist, kommt es sehr häufig zu Knorpelschäden. Zu viel Druck schädigt ihn. Doch, wenn Sie nun daraus schließen sollten, dass Sitzen und Liegen den Knorpel gesund erhält, haben Sie auch weit gefehlt. Denn der **Knorpel und das Gelenk leben auch von der Bewegung**, von der Bewegung in gesundem Maße. Nur durch die Bewegung wird der Knorpel ernährt und aufgebaut und *wird* Gelenkflüssigkeit gebildet.

Die zweithäufigste Ursache für Kniebeschwerden sind Unfälle. Viele sind auf Unachtsamkeit, gepaart mit zu schwachen Muskeln und unelastischen Sehnen und Bändern, zurückzuführen. Wenn diese gut trainiert sind, können diese einen Sturz, ein Umknicken, eine Überdehnung etc. besser wegstecken, ohne dass etwas reißt.

ÜBUNGSPROGRAMM FÜR DAS GESUNDE KNIE

In diesem Buch werden Ihnen die besten und wirkungsvollsten Übungen gezeigt, wie Sie schon früh beginnen können, etwas gegen den Knorpel- und Gelenkverschleiß zu tun. Außerdem sind die Übungen sehr wichtig, wenn schon ein Schaden besteht oder nach Knieoperationen. Nachdem Ihnen die Anatomie und Funktion des Knies etwas nahegebracht wird, und Sie ein gutes Verständnis für dieses menschliche Gelenk aufgebaut haben, möchte ich Sie darüber aufklären, wie Sie sich im Alltag knieschonend verhalten können. Dies ist fast genauso wichtig wie die Übungen selbst. Das große Ziel der speziellen, erprobten Übungsprogramme besteht dann im Aufbau der Beinmuskulatur, die das Kniegelenk stabilisieren und auch für die Ernährung des Knorpels sorgen. Auch Dehnungsübungen sind dabei wichtig, denn nur ein gedehnter Muskel bleibt elastisch und ist weniger verletzungsanfällig. Dabei werden automatisch auch die Sehnen und Bänder trainiert. Auch diese sollten elastisch und trotzdem stabil bleiben.

Und nun wünsche ich Ihnen viel Spaß beim Üben. Üben Sie regelmäßig und mit Freude. Das Beste ist, wenn das Üben zum täglichen Ritual wird.

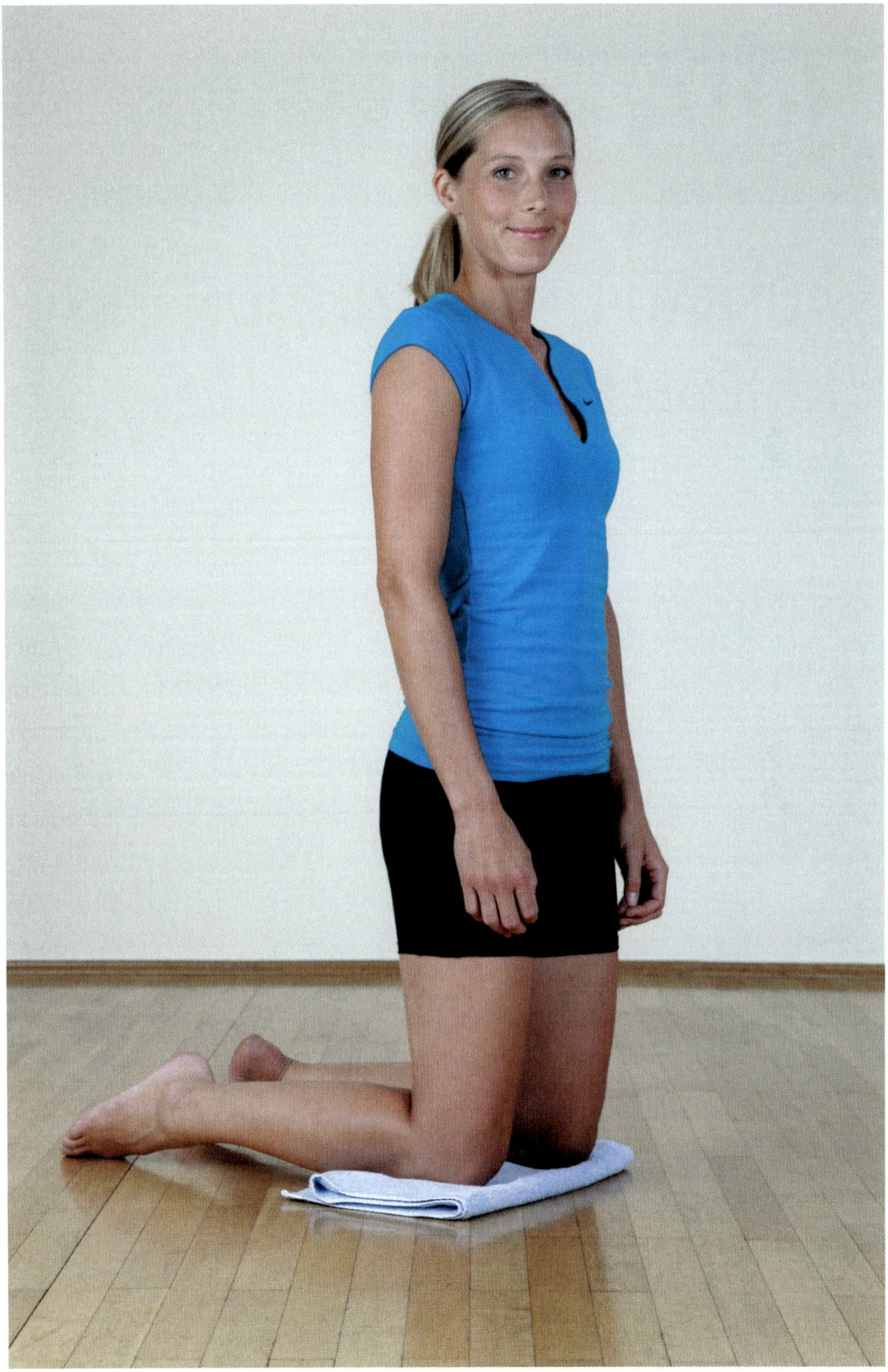

KAPITEL 1

AUFBAU UND FUNKTION DES KNIEGELENKS

Das Kniegelenk ist das größte, aber auch eines der belastetsten Gelenke unseres Körpers. Es muss nicht nur ein Mehrfaches unseres Körpergewichts tragen; wir gehen im Alltag auch meistens eher „knieunfreundlich" mit ihm um. Hohe Absätze, harte, asphaltierte Straßen, häufiges Knien, wie es manche Berufe und manche Gartenarbeit mit sich bringen und viele Freizeitsportarten, wie Fußball, Tennis oder Squash, lassen die Knie leiden, aber auch Joggen und abruptes Abstoppen belasten es sehr. Außerdem ist langes Stehen und selbst Sitzen knieunfreundlich. Denn der wichtige Knorpel lebt von der Bewegung, von der Bewegung ohne zu hohe Belastung. Ebenso sind kräftige, aber nicht verspannte bzw. verkürzte Oberschenkelmuskel wichtig, da diese den schädlichen Druck auf das Knie abhalten.

Das Kniegelenk ist immens **abnutzungs- und verletzungsgefährdet**. Es ist fast den ganzen Tag im Einsatz. Warum es so anfällig für Abnutzung, Schäden und Schmerzen ist, zeigt ein Blick in das Innere des Gelenks. Je mehr Sie sich dieses Gelenk von innen, seinen Aufbau und seine Struktur, vorstellen und verstehen können, umso klarer werden Ihnen die Übungen und deren Wirksamkeit sein. Was man versteht, macht man eher und regelmäßiger.

Das Kniegelenk ist ein **Scharniergelenk**, das auch Dreh-, Verschiebe- und Knickbewegungen zulässt. Es stellt die bewegliche Verbindung zwischen Oberschenkel und Unterschenkel dar. Das komplexe **Zusammenspiel** von drei Knochen, Muskeln, Bändern, Sehnen, Gelenkkapsel, Knorpel und Menisken bildet das Gerüst des Kniegelenks und sorgt für Stabilität sowie Beweglichkeit.

1.1 KNÖCHERNER AUFBAU

Die Knochen des Kniegelenks bestehen aus dem unteren Teil des Oberschenkelknochens, den oberen Teilen des Schienbeinknochens sowie der Kniescheibe. Die tragenden Teile für das Kniegelenk bilden der Oberschenkelknochen mit zwei kräftigen Verdickungen bzw. Rollen am Ende, die jeweils eine runde Gelenkfläche (*Condylen*) bilden, die das Abrollen des Gelenkkopfs auf der darunter liegenden Gelenkpfanne des Schienbeins ermöglichen.

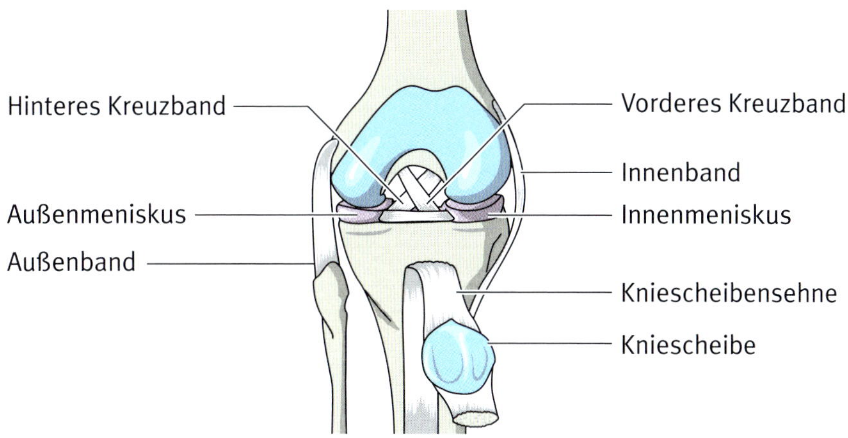

Bild 1: Der anatomische Aufbau des Kniegelenks von vorne gesehen. Kniescheibe und Kniescheibensehne sind hier zur besseren Sicht der inneren Strukturen nach vorne geklappt.

Die zu tragende Last wird vom Gelenkknorpel des Oberschenkelknochens auf die Gelenkpfanne des Schienbeins übertragen. Solange die Knorpelschicht gut erhalten ist, reiben die Knochenflächen nicht gegeneinander. Der Oberschenkelknochen ist etwa 3 x so groß wie der Schienbeinknochen. Ihre Gelenkflächen passen nicht genau aufeinander. Deshalb sind außen und innen zwei Menisken eingelagert, die die Last auf die Gelenkoberflächen verteilen und Stöße abfedern.

DER BEWEGUNGSRADIUS

Die hauptsächliche Beuge- und Streckbewegung des Kniegelenks ist eine **Roll-Gleit-Bewegung.** Beim Beugen des Knies gleiten die Oberschenkelrollen auf dem Unterschenkel nach hinten, etwa wie ein Rad über den Boden. Bei zunehmender Beugung geht diese Rollbewegung in eine Gleitbewegung über. Man kann sich dies etwa so vorstellen, wie ein runder Stein über eine Eisfläche rutscht. In der Beugung ist auch eine minimale Drehung des Unterschenkels möglich.

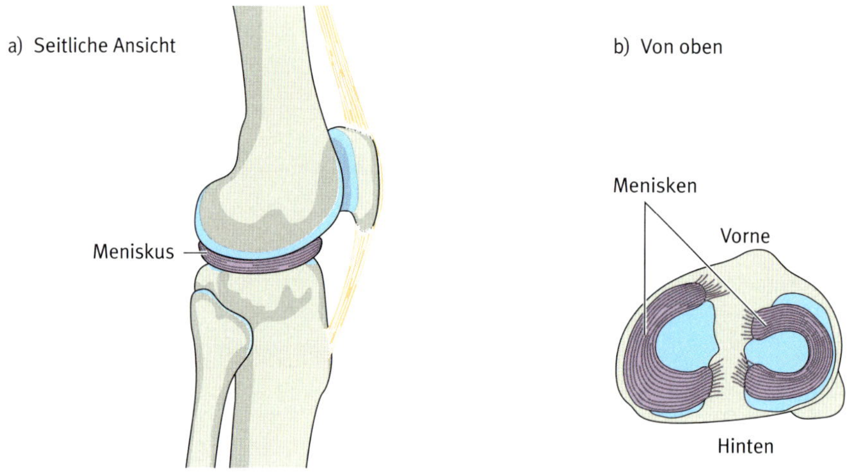

Bild 2: Das Kniegelenk mit den Menisken von der Seite und im Querschnitt von oben

DIE KNIESCHEIBE

Der dritte, dem Kniegelenk angehörende Knochen, ist die **Kniescheibe.** Sie liegt in einer Vertiefung zwischen den beiden Gelenkrollen des Oberschenkels und ist in die Sehne des vierköpfigen Oberschenkelmuskels eingelagert. Sie dient der **reibungsarmen** Kraftübertragung (wie eine Art Umlenkrolle) dieses Muskels auf das Schienbein beim Strecken des Knies und sie schützt wie ein Panzer die inneren Gelenkabschnitte. Ohne knöcherne Kniescheibe würde die Sehne des kräftigen Oberschenkelmuskels dauernd über den Knochen der Oberschenkelrolle ziehen und mit der Zeit aufgerieben werden. Die Kniescheibe gleitet bei jeder Beuge- und Streckbewegung im sogenannten **Kniescheibengleitlager** nach unten und nach oben. Um keine Reibung entstehen zu lassen und eine Pufferung zu gewährleistet, ist sie auf der Rückseite mit einer Gelenkknorpelschicht überzogen. Bei **zunehmender Beugung** kommt es zu einem erhöhten Druck auf die Kniescheibe und auch auf dem Kniescheiben-Oberschenkel-Gelenk. Die Kniescheibe und ihre Knorpelschicht müssen auch bei Stürzen, wie sie jeder zumindest aus der Kindheit kennt, viel aushalten.

DIE GELENKKAPSEL

Das Kniegelenk ist von einer **Gelenkkapsel** umschlossen, deren Innenhaut Gelenkflüssigkeit, auch **Gelenkschmiere** genannt,produziert, die den Knorpel ernährt und außerdem das Gelenk schmiert. Ohne sie geht gar nichts. Der äußere Teil schützt das Gelenk und verleiht ihm zusätzliche Stabilität und unterstützt dadurch die Seiten- und Kreuzbänder.

1.2 DIE BÄNDER – ELASTISCH UND STABIL

Zu den wichtigsten Bandverbindungen des Kniegelenks zählen die Seitenbänder und die Kreuzbänder.

DIE SEITENBÄNDER

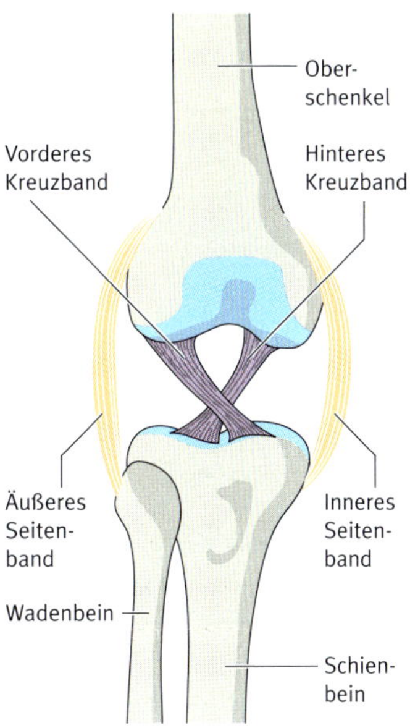

Bild 3: Die Kreuz- und Seitenbänder des Kniegelenks

Die Seitenbänder sind am Oberschenkel- und Unterschenkelknochen befestigt. Das äußere und innere Seitenband bilden die seitliche Begrenzung des Kniegelenks und der Gelenkkapsel. Sie stabilisieren es in seitlicher Richtung, damit ein Wegknicken nach innen oder außen verhindert wird.

Das Band an der Innenwand ist mit der äußeren Gelenkkapsel und mit dem Innenmeniskus verwachsen und weniger beweglich als das Außenband.

Die Seitenbänder sind nur bei voller Streckung, z. B. beim Stehen oder Gehen, angespannt. Mit zunehmender Beugung entspannen sie sich und das Kniegelenk wird für eine eingeschränkte Drehbewegung lockerer. Nur bei gebeugtem Knie kann der Unterschenkel nach innen und außen gedreht werden. – Kommt es zu einer Überdehnung oder sogar zu einem Einreißen eines Seitenbandes, hat das Knie keinen genügenden seitlichen Halt und kann zur Seite wegrutschen.

KREUZBÄNDER

Die Kreuzbänder sitzen im zentralen Bereich des Kniegelenks und haben die Aufgabe, ein Verrenken bzw. Verschieben des Knies nach vorne und hinten zu sichern und haben für die Stabilität des gebeugten Kniegelenks eine herausragende Bedeutung. Sie begrenzen Roll- und Gleitbewegungen und verhindern so, dass sich der Unterschenkel gegen den Oberschenkel wie eine Schublade bewegt. Außerdem sorgen sie dafür, dass nur eine begrenzte Drehung im Knie möglich ist.

Sie hemmen die Drehbewegung vor allem beim Einwärtsdrehen, bei der sie sich umeinanderwickeln, wobei sich das vordere Kreuzband spannt. Bei der Auswärtsdrehung wickeln sie sich auseinander. Dadurch wird das Knie bei maximaler Streckung leicht nach außen gedreht. Weiterhin begrenzen sie die Streckung des Kniegelenks und bewahren es vor einer Überstreckung. Sie ziehen sich bei einer Länge von je 4 cm jeweils schräg nach unten und überkreuzen sich im rechten Winkel mitten im Kniegelenk in der Kreuzbandgrube. Sie bestehen aus straffen, kollagenen Faserzügen. Ihre Blutversorgung erhalten sie hauptsächlich durch eine kleine Schlagader *(Arteria genus media)*.

Das vordere Kreuzband, das als der wichtigste Stabilisator des Knies und als **Zentralpfeiler** gilt, setzt im vorderen mittleren Areal des Knies an, nämlich an der Innenseite der äußeren Oberschenkelrolle und verläuft bis zur Innenseite des Schienbeinkopfs, wo auch Faserzüge der beiden Menisken ansetzen. Es verläuft dabei von oben/außen/hinten nach unten/innen/vorn, während das hintere von oben/innen/vorn nach unten/außen/hinten zieht. Das vordere Band verhindert das Vorschieben des Schienbeinknochens gegenüber dem Oberschenkel, was bei Verrenkungsbewegungen auftreten kann (Schubladenbewegung). Es spannt sich an, wenn der Unterschenkel nach vorne ausweichen will, das hintere Band dagegen, wenn es zu einer Belastung in die Gegenrichtung kommt. Es hat etwa die Dicke eines Kugelschreibers und besitzt eine Reißfestigkeit von über 200 kg.

Am häufigsten reißt es z. B. beim Skifahren oder wenn ein Fußballer mit leicht gedrehtem Fuß den Ball unter Spannung zu schießen versucht und vom Gegner blockiert wird. Ferner kann es bei Sportarten mit viel Drehung, schnellem Abbremsen oder Schlagbewegungen reißen. Verletzungen am vorderen Kreuzband kommen viel häufiger vor als am hinteren.

Das **hintere Kreuzband** hat die Gegenfunktion des vorderen Bandes und verhindert das Nachhintengleiten des Schienbeins gegenüber dem Oberschenkelknochen. Es verläuft von der innenseitigen Oberschenkelrolle zu einer etwas mehr nach außen und innen gelegenen Erhebung am Schienbeinkopf. Es wird viel seltener verletzt. Möglich wäre es z. B. nach einer missglückten Landung nach einem Weitsprung mit durchgestreckten Beinen.

DIE OPERATION VON BÄNDERRISSEN

Bei Verletzungen der Kreuzbänder kommt es zu Bewegungsunsicherheit bei Rotationsbewegungen des Kniegelenks. Ist ein Band gerissen, wird es meistens durch ein Stück Kniescheibensehne ersetzt, die dem Patienten bei der gleichen Operation entnommen wird. Es lässt sich nicht gut nähen, weil die aufspleißenden Abrissenden nicht durchblutet sind. Univ.-Doz. Dr. Robert Jaskulka schreibt dazu: „Im Wesentlichen ist nur ein zuführendes Blutgefäß für die Versorgung des Bandes mit Sauerstoff und Nährstoffen verantwortlich. Es ist daher leicht verständlich, dass bei einem Riss des Bandes ein großer Anteil sehr rasch zugrunde geht."

Einer neuen Studie zufolge sind viele Kreuzbandoperationen unnötig. So berichteten Mediziner im *New England Journal of Medicine*, dass der Genesungsverlauf bei einer Gruppe nach einer Kreuzbandoperation der Gleiche war wie bei einer Gruppe, die sich nach einem Kreuzbandriss 5-7 Monate einer krankengymnastischen Behandlung unterzog. Zwei Jahre später war der Genesungserfolg in beiden Teilnehmergruppen vergleichbar groß. Der Studienleiter Richard Frobell von der Universitätsklinik Lund erläuterte dazu: "Es ist überraschend, dass viele Menschen (vor allem Freizeitsportler) eine Rekonstruktion des vorderen Kreuzbands nicht brauchen."

1.3 DIE MENISKEN

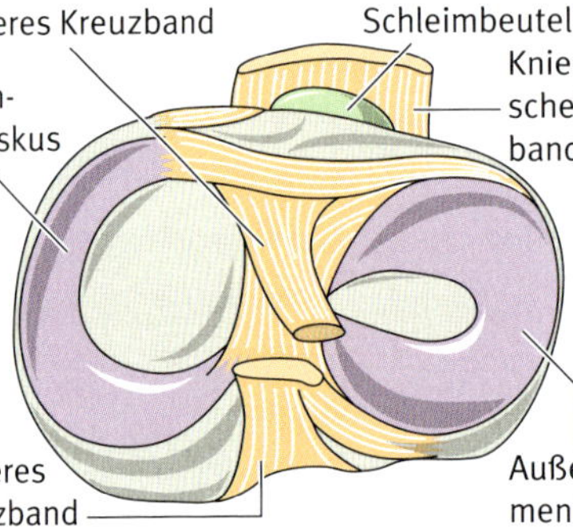

Bild 4: Außen- und Innenmenisken, Bänder und Knorpel im Querschnitt von oben

Die Gelenkflächen der Oberschenkelrolle und des Unterschenkels sind mit einer Knorpelschicht ausgekleidet, die als **gleit- und druckübertragende** Kontaktfläche dient. Beide Knochen passen nicht optimal zusammen und diese Ungleichheiten werden durch diese Knorpelschicht und durch zwei halbmondförmige Scheiben aus elastischem faserigem Knorpel ausgeglichen: **die Menisken**. Diese liegen an der Innen- und Außenseite und gleichen die Formunterschiede zwischen Ober- und Unterschenkel aus.

WIRKUNGSVOLLE STOSSDÄMPFER

Sie haben die Wirkung von Stoßdämpfern, Lastenverteilern, Bremsklötzen und sorgen bei Belastungen für eine gleichmäßige Druckverteilung im Kniegelenk. Indem sie eine vergrößerte Auflagefläche bilden, kann sich die Gesamtlast im Knie besser verteilen. Man kann sich das Ende des Oberschenkelknochens wie eine Kugel vorstellen, die auf einer Platte (Oberseite des Schienbeins) aufliegt. Die Menisken dienen außen als Pufferring, die die Bewegungen zur Seite begrenzt und dadurch das System stabilisiert. Die Gelenkknorpel werden dadurch am Ende der Knochen geschützt.

Außerdem haben die Menisken die Aufgabe, die Gelenkflüssigkeit besser zu verteilen, sodass die Gelenke nicht aufeinanderreiben.

Die äußeren kapselnahen Meniskusteile sind noch gut durchblutet, während die inneren Teile keine Blutgefäße mehr aufweisen.

Der Knorpel hat im Erwachsenenalter einen schlechteren Stoffwechsel, weshalb er an Elastizität verliert. Man sollte deshalb so früh wie möglich darauf achten, dass das Kniegelenk mitsamt dem Knorpel und den Menisken von muskulären Verspannungen befreit wird, die die Gelenke des Knies so stark zusammendrücken und den Stoffwechsel fast zum Erliegen bringen.

INNEN- UND AUSSENMENISKUS

Der halbmondförmige **Innenmeniskus** ist fest mit dem inneren Seitenband und fast über die gesamte Länge mit der Gelenkkapsel verwachsen, wodurch er in seiner Beweglichkeit eingeschränkt wird und infolgedessen verletzungsanfälliger ist. In der Mitte des Gelenks werden beide Menisken durch die Kreuzbänder getrennt. – Innenmeniskusverletzungen treten 20 x häufiger auf als Außenmeniskusrisse.

Der **Außenmeniskus** erscheint fast wie ein geschlossenes „C" und ist lediglich mit der Gelenkkapsel verwachsen. Deshalb ist er weniger anfällig für Verletzungen. Außerdem ist sein Volumen deutlich größer. – Ernährt werden die Menisken hauptsächlich durch die **Gelenkflüssigkeit und durch Diffusion** (siehe Gelenkknorpel, S.25ff.).

1.3.1 VERSCHLEISSERSCHEINUNGEN UND VERLETZUNGEN

SCHÄDIGUNG DER MENISKEN

Gesundes Meniskusgewebe wird mit der glatten, milchig-trüben Konsistenz eines Gummibärchens verglichen; in verschlissenem Stadium ist das Gummibärchen und der Meniskus eingerissen und nicht mehr so elastisch und glatt.

Im Laufe der Jahre oder nach hoher Beanspruchung (z. B. ständiges Arbeiten in der Hocke, alpines Skifahren oder Achsenfehlstellungen des Beins) kann es zu **Verschleißerscheinungen** kommen, sodas die Menisken abnutzen, unelastisch, spröde werden oder Risse entstehen. Häufig sind Meniskusschäden aber auch die Folge von Unfällen (Dreh-, Sturzverletzungen, z. B. beim Fußball oder Skifahren). Eine Verletzung oder Degeneration des Meniskus verkleinert die Knorpelfläche, wodurch das restliche Gewebe stärker strapaziert wird. Ob sich ein Meniskusschaden zurückbildet, hängt von der Lage der Verletzung ab, denn nur der **äußere Bereich** wird durch kleine Blutgefäße mit Blut versorgt. Eine Schädigung im inneren Bereich hat meistens eine teilweise Entfernung des Gewebes zur

Folge. Der Meniskus selbst schmerzt nicht, da er keine Nerven enthält. Aber abgerissene Meniskusteilchen können auf die reichlich mit Nerven durchzogene Gelenkkapsel drücken und diese reizen.

Abgerissenene Meniskusteilchen sollten entfernt und Ränder geglättet werden, damit sich im Knie nichts verklemmt und der empfindliche Gelenkknorpel nicht abgescheuert wird. Das war bisher die gängige Meinung in Ärztekreisen. Jedoch neueste Studien kommen zu dem Schluss, dass viele Meniskusoperationen oft unnötig sind. Ich möchte hierzu z. B. den *Tagesspiegel* vom 8.1.2014 zitieren: „Bei vielen Patienten wird schadhaftes Meniskusgewebe im Rahmen einer Gelenkspiegelung entfernt. Allerdings zeigt sich mehr und mehr, dass der Nutzen dieser Operation zweifelhaft sein kann. Auch ohne Eingriff bessern sich die Beschwerden oftmals. Oder aber eine Scheinoperation erbringt das gleiche Ergebnis wie ein echter Eingriff. Das haben finnische Ärzte nun belegt."

Die Schweizer Sonntagszeitung vom 18.05.2014 schreibt: „Tausende Meniskusoperationen sind unnötig. Hochkarätige Studien bezweifeln den Nutzen der Arthroskopie bei Meniskusschäden." Auch das Orthopädicum Frankfurt hat diese Erfahrung gemacht und schreibt auf seiner Internetseite: „Gerade kleinere und degenerative Meniskusrisse lassen sich ohne OP sehr gut behandeln... Bei einer Meniskusteilentfernung kann das Ergebnis das Gleiche sein, wie beim konservativen Vorgehen ohne OP bei einem Meniskusriss."

In jedem Fall sollte so viel gesundes Knorpelgewebe wie möglich erhalten bleiben. Kommt es zu einer Operation, sollte das Ziel sein, eingerissenes Meniskusgewebe nicht zu entfernen, sondern zu nähen. In der Zwischenzeit gibt es neue arthroskopische Meniskus-Fixationsmethoden, die eine hochwertige und sichere Nahtverankerung darstellen, auch an ungünstigen Stellen. Der Faden wird dabei durch die beiden Risskanten gezogen. Mehrere Studien haben gezeigt, dass durch das Entfernen von zu viel Meniskusgewebe das Risiko für einen krankhaften Gelenkverschluss, also Arthrose, steigt und sich sogar verdoppeln kann.

Aber ein Großteil aller Meniskusschäden ist das Resultat von langsam fortschreitend, „schleichenden" Abnutzungs- und auch Alterserscheinungen. Sie treten auch als natürliche Begleiterscheinung des Älterwerdens auf.

MENISKUSOPERATIONEN

Während man früher häufig den gesamten Meniskus herausoperiert hat, wird heute nur so viel entfernt wie nötig, sodass keine schadhaften, abgestorbenen Teile im Meniskus zurückbleiben. Denn man hat gelernt, dass eine Entfernung des Meniskus unweigerlich zu Kniearthrose führt, da der Meniskus die Stabilisierung, die Knorpelernährung und den Knorpelschutz gewährleistet. Der Patient war nach einer Entfernung des beschädigten Gewebes zwar relativ schnell schmerzfrei, aber langfristig entstand eine schmerzhafte, irreversible Arthrose. Deshalb versucht man heute, bei Beschwerden **meniskuserhaltend** zu operieren oder den Meniskus z. B. durch ein Implantat zu ersetzen.

NEUE IMPLANTATE

In jüngster Zeit wurde das **Collagene Meniskus Implantat (CMI)** entwickelt, das aus einem Material besteht, das dem menschlichen Meniskus ähnlich ist. Es wird aus hoch gereinigtem, tierischem Collagen hergestellt und dient als Gerüst für körpereigene Stammzellen. Nach einer Teilentfernung des beschädigten Meniskusgewebes wird es arthroskopisch in das Kniegelenk eingebracht und wird an den kapselnahen Teil, der im Gelenk verblieben ist, angenäht. Innerhalb der nächsten Monate wachsen dann von den Rändern aus körpereigene Zellen in das Kollagengerüst ein, während gleichzeitig die Kollagenfasern nach und nach abgebaut werden.

WAS DEN MENISKEN NUTZT UND SCHADET

Eine Meniskusschädigung löst häufig Schmerzen aus beim Aufstehen von einem (niedrigen) Stuhl oder nachts, wenn man auf der Seite liegt oder etwa wenn man im Schneidersitz sitzt.

Ein eingeklemmter oder beschädigte Meniskus hat oft zur Folge, dass man das Knie nicht mehr richtig strecken kann (zählt zu den „Meniskuszeichen").

Meniskusschädigend: tiefe Kniebeugen, Gehen in der Hocke, Hürdensitz, Fersensitz, Lotussitz.

Um den Meniskus gesund zu erhalten oder um angegriffenes Gewebe wieder besser zu ernähren und zu durchbluten sowie nach Meniskusoperationen sind Übungen für das

Kniegelenk sehr effektiv, die in entlasteter Lage erfolgen. Außerdem sollen die Muskeln rund ums Kniegelenk gedehnt (damit sie elastisch werden/bleiben) und gekräftigt werden. Alle Übungsprogramme in diesem Buch sind sehr gut geeignet dafür.

1.4 DIE SCHLEIMBEUTEL

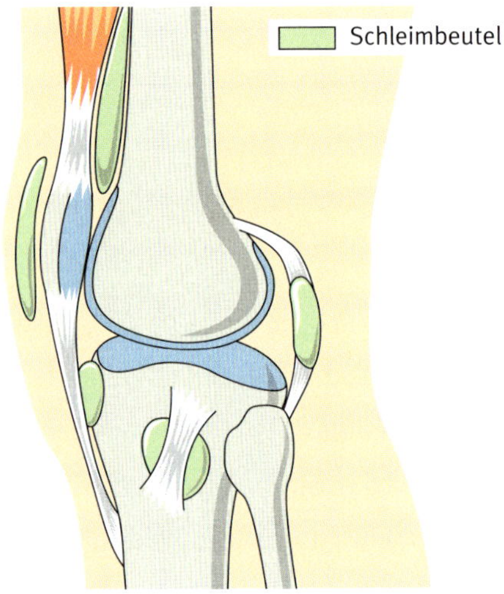

Bild 5: Die Schleimbeutel schützen die Sehnen vor Reibung und Druck.

Schleimbeutel sind ein Puffergewebe an Bereichen, wo Muskeln und Sehnen auf Knochen und Gelenke treffen. Die kleinen Säckchen sind mit Gelenkschmiere gefüllt und dienen als Schutzkissen, sodass die unterschiedlichen Gewebe nicht aneinanderreiben. Sie sollen Reibung und Druck abfangen, so setzen sie die Gefahr herab, dass Sehnen durchscheuern.

So kann ein Schlag, Stoß oder eine kniebelastende Tätigkeit, wie sie z. B. der Fliesenleger ausübt, zu einer Überlastungsreaktion und einer Dauerreizung in den Knien führen. Durch andauernde Überlastung entsteht eine Entzündung und der Schleimbeutel bildet mehr Flüssigkeit und schwillt an. Das Knie schmerzt. Die vermehrte Flüssigkeitssammlung ist oftmals zu tasten, aber nicht immer von außen zu sehen.

Kältetherapie wirkt bei einer Schleimbeutelentzündung entzündungshemmend, abschwellend und schmerzlindernd. Das Gelenk sollte eine Zeit lang ruhiggestellt und gekühlt werden. Will der Schleimbeutel auch nach längerer Zeit nicht abschwellen oder füllt er sich immer wieder (chronisch), kann er auch operativ entfernt werden. An dieser Stelle bildet sich dann meist ein neuer.

1.5 DER GELENKKNORPEL UND DIE GELENKFLÜSSIGKEIT

Alle Gelenkflächen sind mit Knorpel überzogen, der für reibungsfreie Bewegung sorgt. Die **Gelenkkapsel,** die das Kniegelenk umgibt, ist mit einer Schleimhaut ausgekleidet, die die Kniegelenkflüssigkeit bzw. die **Gelenkschmiere** produziert.

DIE GELENKSCHMIERE

Von dieser Gelenkschmiere hängt viel ab, z. B. ob das Gelenk „wie geschmiert" läuft oder eher rau, holprig (etwa wie eine ungeölte Fahrradkette).

Durch sie wird die dauernde Reibung der Knorpelflächen bei jeder Kniebewegung minimiert. Sie hält den Knorpel feucht und ist neben der Schmierung des Kniegelenks auch für die **Ernährung des Knorpels** von ausschlaggebender Bedeutung.

Die Gelenkschmiere enthält hauptsächlich **Proteoglykane, eine hyaluronsäurereiche Flüssigkeit**, die der Flüssigkeit eine hohe Zähigkeit und Elastizität verleiht. Sie kann besonders gut Wasser binden und verhindert zudem das Eindringen infektiver Keime. **Sie wird allein durch Kniebewegungen produziert**. Bewegt man sich nicht, wird zu wenig von ihr produziert, trocknet der Knorpel aus.

DIE „KNORPELPUMPE"

Die Gelenkschmiere füllt den Gelenkspalt zwischen den beiden Knochen aus. Durch Bewegung bzw. den Wechsel von Belastung und Entlastung, wird sie über den ganzen Knorpel verteilt und garantiert eine gute Versorgung der Knorpelzellen *(Chondrozyten).* Verbrauchte Stoffe und Stoffwechselschlacken werden bei Belastung wie aus einem Schwamm herausgepresst, während in der Entlastungsphase die Nährstoffe mit der Gelenkschmiere im Gelenkspalt verteilt und in den Knorpel hineingewalkt werden. Man nennt dies *Knorpelpumpe*. Ungünstige, dauernde Druckbelastung oder Bewegungsmangel verhindern das.

1.5.1 DER KNORPEL

Der Knorpel lebt! Und dies, obwohl er als einziges Gewebe im Körper nicht durchblutet ist und auch keine Nervenfasern enthält. Der Knorpel ist ein Stützgewebe, das nur aus etwa 2 % Knorpelzellen *(Chondrozyten)* und viel zellfreier Grundsubstanz (Matrix) besteht. Diese enthält vor allem Kollagenfasern, Wasser (ca. zwei Drittel der Knorpelmasse sind Wasser) und eiweißhaltige Zuckerbaustoffe *(Proteoglykane)*.

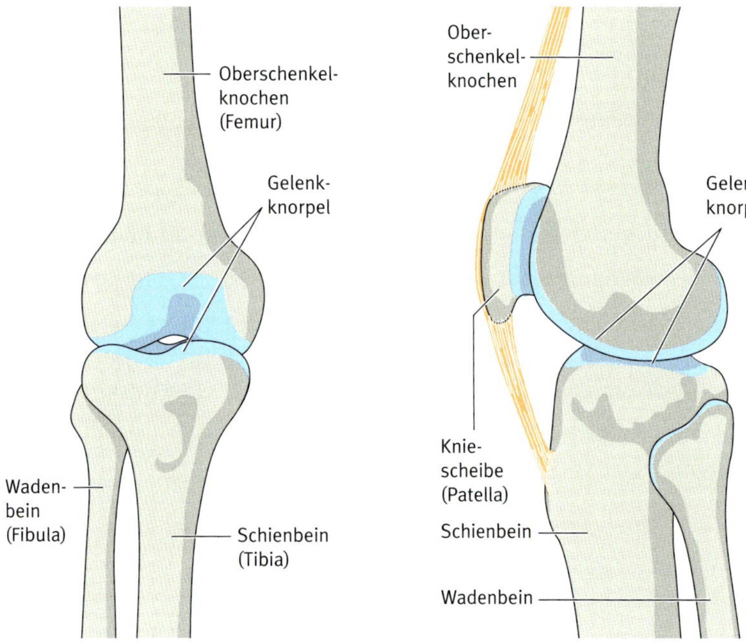

Bild 6: Das Knorpelgewebe des Kniegelenks von vorne (links) und von der Seite (rechts)

Während die **Kollagene** das Gerüst des Knorpels bilden, sind die **Proteoglykane** darin eingebettet. Letztere sind hyaluronsäurereiche Moleküle mit der speziellen Eigenschaft, Wasser anzusammeln und zu speichern und dieser Flüssigkeit eine hohe Zähigkeit und Elastizität zu verleihen. Aufgrund ihrer großen Wasseraufnahme bewirken sie, dass die Knorpelmatrix zu einem gallertartigen, elastischen Knorpelgewebe aufquillt. Wie auf ein Seil aufgefädelt, durchziehen sie das Bindegewebe und sorgen für die Schmierung als auch für die Ernährung des Kollagens.

Glukosamin ist ein Hauptbestandteil und Baustein der wasserbindenden Proteoglykane und beeinflusst die von den Zellen produzierten Proteoglykanmenge. Es beschleunigt die Produktion von Kollagen und Proteoglykanen. Außerdem enthält die Knorpelmatrix **Glykosaminoglykane**, zu denen **Hyaluronsäure**, aber auch **Chondroitinsulfat** gehören.

Je besser es dieser Grundsubstanz geht, umso besser geht es dem Knorpel und folglich dem Gelenk und umso weniger kann eine Arthrose entstehen oder sich ausbreiten. Denn der Knorpel verhindert die natürliche Reibung zwischen den Knochen. Gerade auch der Wassergehalt spielt für den Knorpel eine bedeutende Rolle: Je höher er ist, umso besser ist die Ernährungssituation für ihn.

WAS DEN KNORPEL GESUND ERHÄLT

Der Knorpel unterliegt natürlich auch einem Alterungsprozess, wobei er härter wird und zur Auffaserung neigt. Leider kann der Körper stark abgenutzten Knorpel nicht reparieren. Man spricht dann von **Arthrose**. Aber wir können einiges dafür tun, um den Knorpel möglichst lange in einem guten Zustand zu erhalten. Ernährung und Bewegung spielen dabei eine herausragende Rolle.

PRAKTISCHE TIPPS

- Üben Sie ein gelenkschonendes Alltagsverhalten (s. S. 48ff.).
- Bewegen Sie sich viel; denken Sie an die **Knorpelpumpe**. Maßvoll-dynamische Bewegungen halten den Knorpel fit.
- Bedenken Sie, dass alle Nährstoffe nur durch Diffusion (Wechsel von Druckbelastung und Entlastung) in die Knorpelzellen gelangen.
- Dehnung, Entspannung und Lockerung sind wichtig, denn verkürzte Muskeln drücken auf das Gelenk und den Knorpel.
- Schieben Sie regelmäßig kniefreundliche Übungen ein (kräftigend, dehnend, durchblutungsfördernd), wie sie in diesem Buch beschrieben sind.
- Kräftige sowie geschmeidige Kniemuskeln stabilisieren das Gelenk.
- Trinken Sie viel Wasser oder Tee.
- Vermeiden Sie Übergewicht, da dies den Knorpel bei jedem Schritt und auch im Stehen um ein Vielfaches höher belastet.

- Ernähren Sie sich vitalstoffreich.
- Ergänzen Sie Ihre Nahrung gegebenenfalls mit Zusatzstoffen, die Glukosamin und Chondroitin enthalten.

1.5.2 DAS GESUNDE KNORPELGEWEBE

Im Kniegelenk findet sich vor allem der sogenannte *hyaline* aber auch der Faser- und Bindegewebsknorpel (Gemisch aus kollagenem und hyalinem Knorpel).

Der Knorpel erscheint im gesunden Zustand auf der Gelenkfläche glänzend, weißlich, milchig und glatt. Er ist von einem zarten Flüssigkeitsfilm überzogen.- Beschädigter Knorpel ist dagegen ausgefranst und sieht aus wie eine Straße mit Schlaglöchern. Der Knorpel überzieht den Knochen überall und schützt vor allem seine oft überstrapazierten Gelenkflächen. Wenn er gut ernährt wird und gut erhalten ist, ermöglicht er ein fast reibungsloses Gleiten der Gelenkflächen, hält er die Kräfte aus, die vom Oberschenkel- auf den Unterschenkelknochen übertragen werden und wirkt als Stoßdämpfer für die darunter- liegenden Knochen.

FORTSCHREITENDE SCHÄDIGUNG

Kommt es, z. B. durch eine abrupte Bewegung, zu einem **Knorpelriss**, wird die Knorpelgrundsubstanz aufgerissen, die Folge ist eine **Knorpelerweichung**.

Ob diese fortschreitet, hängt davon ab, wie weit auch die Knorpelzellen beschädigt sind. Der Knorpel kann sich in diesem Stadium noch erholen; geschieht dies jedoch nicht, kommt es zum Verlust von Knorpelgewebe und es wird dünner. Dies kann nicht mehr rückgängig gemacht werden.

Es entsteht oft ein Knorpelkrater, der zu diesem Zeitpunkt noch nicht schmerzen muss! Im weiteren Verlauf bricht der Knorpel immer mehr auf, verliert zunehmend seine glatte Oberfläche und seine Gleitfähigkeit.

SCHMERZHAFTE ENTZÜNDUNGEN FOLGEN

Wird der Knorpel dann vermehrt abgerieben, beginnt der Knochen zu reagieren. Es kommt zu Schmerzen und Entzündungen, denn auch die Gelenkinnenhaut wird durch die abgeriebenen Knorpelteilchen gereizt, entzündet sich und produziert mehr Gelenkflüssigkeit. Das Gelenk schwillt an, schmerzt, spannt und lässt sich nur noch eingeschränkt bewegen. Normalerweise ist in einem gesunden Gelenk nur wenig Gelenkschmiere vorhanden (0,5-2 ml). Kommt es zu einem sogenannten *Gelenkerguss*, ist die Schmiere oft nur noch wässrig und in ihrer Funktion stark verschlechtert.

1.6 DIE KNIEMUSKULATUR

Durch die Muskulatur um das Knie wird Bewegung erst möglich. Ganz wichtig: Sie **sichert die Stabilität des Gelenks und entlastet alle anderen Bestandteile, wie Knorpel, Bänder, Sehnen und Menisken**.

Man unterscheidet vor allem die vorderen Oberschenkelmuskulatur (Streckmuskulatur) und die hintere (Beugemuskulatur), weiterhin ist die Wadenmuskulatur von Bedeutung.

DIE MUSKULÄRE BALANCE

Wichtig ist, ein Gleichgewicht zwischen diesen Muskelgruppen zu erhalten oder zu erzielen. Häufig sind jedoch die vordere Oberschenkel- und auch die Wadenmuskeln verkürzt und verspannt. Zu jedem Muskel gibt es einen Gegenspieler. Der Gegenspieler eines verkürzten Muskels ist immer abgeschwächt, das wäre in diesem Fall besonders die hintere *(ischiokrurale)* Oberschenkelmuskulatur. Diese muss deshalb vor allem gekräftigt, jedoch auch durch Dehnübungen geschmeidig gemacht werden. Bei der vorderen Oberschenkelmuskulatur steht die Dehnung im Vordergrund. Natürlich sind dann auch Kräftigungsübungen sinnvoll.

Eine verkürzte Muskulatur zieht am Gelenk; wenn sie durch Dehnung von der Überspannung gelöst und anschließend angenehm gekräftigt wird, bedeutet dies eine wertvolle Stabilisierung für das Gelenk und Schutz für die Bänder, sodass man auch nicht so schnell umknickt. Eine Muskelbalance herzustellen, ist sehr wichtig, denn verkürzte Muskeln und schwache Gegenspieler reduzieren immer die Gelenkbeweglichkeit und verstärken die Verletzungsanfälligkeit. Dehnt man Muskeln regelmäßig, kann man dadurch eine höhere Elastizität der Muskulatur und eine größere Beweglichkeit des Gelenks erreichen.

Außerdem sind Bewegungsübungen in entlasteter Lage sehr empfehlenswert, um die Gelenkschmiere anzuregen. Dies ist für Knorpel und Menisken lebenswichtig.

Mein Rat

Die Entlastung und Stabilisierung der Gelenke durch kräftige und bewegliche Muskeln sind mit steigendem Lebensalter immer wichtiger. Das Fortscheiten von Schäden an Knorpel und Gelenken kann so wirksam aufgehalten und Beschwerden können vermindert oder verhindert werden. Und während „Reparaturen" an Kniegelenk fast nur durch Operationen möglich sind, funktioniert der Muskelaufbau durch gezieltes Training bis ins hohe Alter, wie Studien beweisen.

1.6.1 DIE STRECKMUSKULATUR (EXTENSOREN)

Die Streckmuskeln des Beins	
Schneidermuskel Musculus sartorius	1
Innerer Schenkelmuskel Musculus vastus medialis	2
Gerader Oberschenkelmuskel Musculus rectus femoris	3
Äußerer Schenkelmuskel Musculus vastus lateralis	4
Vorderer Unterschenkelmuskel Musculus tibialis anterior	5

Die Streckmuskeln oder Extensoren des Kniegelenks werden vor allem durch den vierköpfigen Schenkelmuskel **(M. quadriceps)** gebildet, der den ganzen Oberschenkelknochen von vorne umfasst. Er stellt den stärksten und größten Muskel des meschlichen Körpers dar.

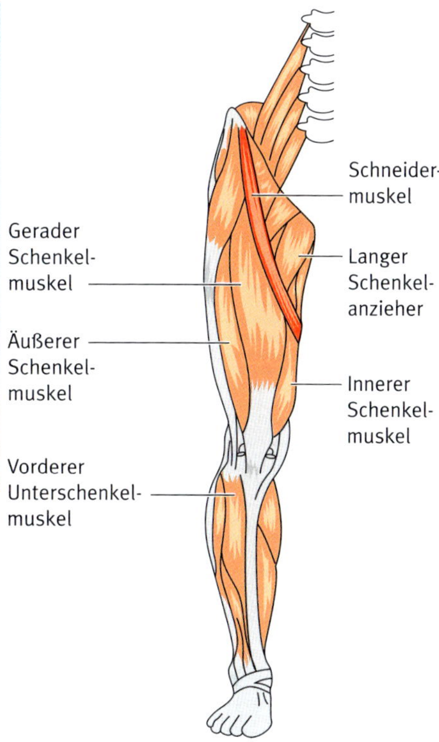

Bild 7: Der Schneidermuskel (rot) und weitere das Knie unterstützende Beinmuskeln

Außerdem zieht vorne der Schneidermuskel *(M. sartorius)* vom Darmbein des Beckens quer über den Oberschenkel bis zur Innenseite des Schienbeins. Dieser zählt jedoch zu den Kniebeugemuskeln. Während der Schenkelmuskel eine Streckung im Kniegelenk und eine Beugung im Hüftgelenk bewirkt, wirkt der Schneidermuskel auf Hüft- und Kniegelenk beugend und ermöglicht außerdem eine leichte Innendrehung. Diese Muskeln lassen das Spielbein beim Gehen vorwärtsschwingen. Ist der Schneidermuskel verkürzt, kann er übrigens das Becken nach vorne zerren, sodass ein Hohlkreuz entsteht.

DER QUADRIZEPS

1

Die vier Muskeln des Oberschenkelmuskels, auch häufig unter dem Namen **Quadrizeps** bekannt, laufen alle, vom Beckenknochen kommend, über die Vorderseite des Ober-

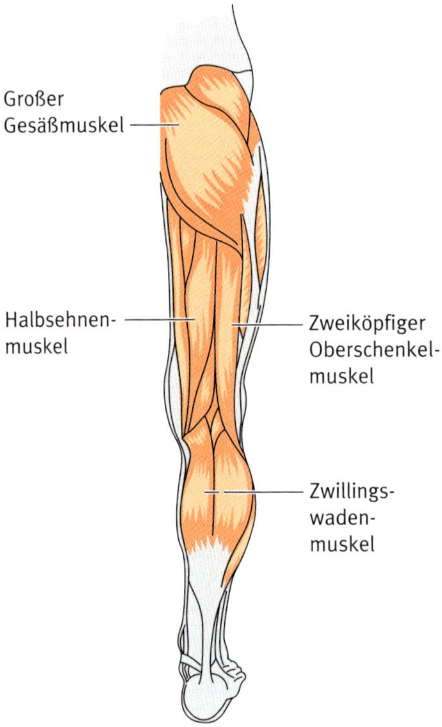

Bild 8: Die hintere Beinmuskulatur

schenkels und strahlen in eine gemeinsame Endsehne ein. Diese ist in die Kniescheibe eingelagert und am Schienbein festgewachsen. Die Spannung des äußeren bzw. inneren Teils dieses Muskels entscheidet, ob die Kniescheibe eher nach innen oder außen verlagert ist oder optimal in der Mitte liegt. Ist z. B: der innere Teil stärker, ist sie nach innen verlagert. In diesem Fall müsste der äußere Teil gestärkt werden.

BEI JEDER BEWEGUNG IM EINSATZ

Die vordere Streckmuskulatur, die eine Streckung des Unterschenkels im Kniegelenk bewirkt, ist sehr kräftig ausgebildet, sie ist etwa 3 x so stark wie die hintere.

Unwillkürlich werden diese Muskeln im Alltag oft aktiviert, z. B. beim Beugen des Kniegelenks, ebenso beim Aufstehen aus dem Sitzen, beim Gehen, Laufen, Steigen oder Abspringen, aber auch beim „Abfedern" oder Abbremsen des Oberkörpers bei gebeugten Knien.

1.6.2 DIE BEUGEMUSKULATUR (FLEXOREN)

Die Beuger des Kniegelenks liegen hauptsächlich auf der Rückseite des Oberschenkels und ziehen z. B. die Ferse in Richtung Gesäß. Außerdem wirken sie auf das Hüftgelenk streckend, sodass sie z. B. das Bein gestreckt nach hinten ziehen können.

Der innere Teil kann zudem den Unterschenkel nach innen rollen (dies ist nur mit gebeugtem Knie möglich).

DIE BEUGER VERKÜRZEN SICH LEICHT

Die Kniebeugemuskeln sind die Gegenspieler der kräftigen Streckmuskulatur auf der Beinvorderseite und sind wesentlich schwächer als diese. Sie neigen zur Verkürzung, wodurch sie ziemlich verletzungsanfällig werden. Deshalb sollte diese Muskulatur regelmäßig gedehnt werden. Natürlich soll sie dann auch auf gesunde Art und Weise gekräftigt werden.

DIE ISCHIOKRURALE MUSKELGRUPPE STABILISIERT DAS KNIEGELENK

Die wichtigste Beugemuskulatur ist die sogenannte *ischiokrurale Muskelgruppe*, deren drei Muskeln am Sitzbeinhöcker entspringen und am Unterschenkel ansetzen.

Diese Muskelgruppe wirkt aktiv stabilisierend auf das Kniegelenk und unterstützt auch das vordere Kreuzband.

Sie besteht aus den folgenden Einzelmuskeln:

- Plattsehnenmuskel *(M. semimembranosus)*,
- Halbsehnenmuskel *(M. semitendinosus)*,
- zweiköpfiger Oberschenkelmuskel *(M. biceps femoris)*

Außerdem gehört zur Kniebeugemuskulatur der Schneidermuskel *(M. sartorius)*, der auch schlanker Oberschenkelmuskel genannt wird, und der zweiköpfige Wadenmuskel *(M. gastrocnemius)*.

DER SCHNEIDERMUSKEL

Der Schneidermuskel ist mit seinen 50-60 cm Länge der längste Muskel unseres Körpers. Er zieht von der vorderen Darmbeinspitze über den vierköpfigen Schenkelmuskel *(Quadrizeps)* hinweg zur Innenseite des Kniegelenks und setzt dort am Schienbeinknochen an. Als zweigelenkiger Muskel kann er sowohl das Hüft- als auch das Kniegelenk beugen.

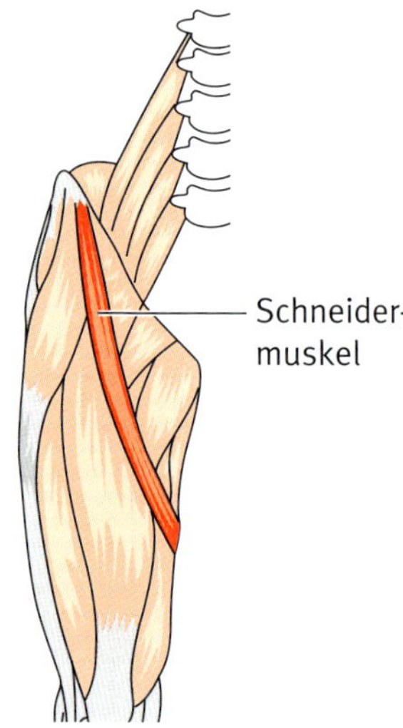

Bild 9: Die Drehmuskulatur des Oberschenkels

DER ZWILLINGSWADENMUSKEL

Der zweiköpfige Zwillingswadenmuskel entspringt am unteren Teil des Oberschenkelknochens, überspannt das Kniegelenk und läuft in eine breite Endsehne, die Achillessehne, aus. Durch das Tragen von Schuhen mit erhöhten Absätzen ist er meistens verkürzt.

1.6.3 DIE DREHMUSKULATUR

Hierzu gehören die „Einwärts- und Auswärtsdreher". Für die Einwärtsdrehung des Kniegelenks sind auch der Halbsehnenmuskel, der Plattsehnenmuskel, der schlanke Oberschenkelmuskel, der Schneidermuskel sowie der Kniekehlenmuskel zuständig, die zu den Beugemuskeln gehören.

Die Auswärtsdrehung übernimmt der zweiköpfige Oberschenkelmuskel, der ebenfalls auf das Kniegelenk beugend, jedoch auf das Hüftgelenk streckend wirkt. Das Knie kann nur in gebeugtem Zustand etwas gedreht werden, denn dann sind die Seitenbänder weniger angespannt.

Mein Rat

Drehbewegungen des Kniegelenks bei unzureichend ausgebildeter Muskulatur verursachen besonders häufig Verletzungen. Sportarten wie alpiner Skilauf oder Inlineskating sollten deshalb durch ein gutes Muskeltraining vorbereitet werden.

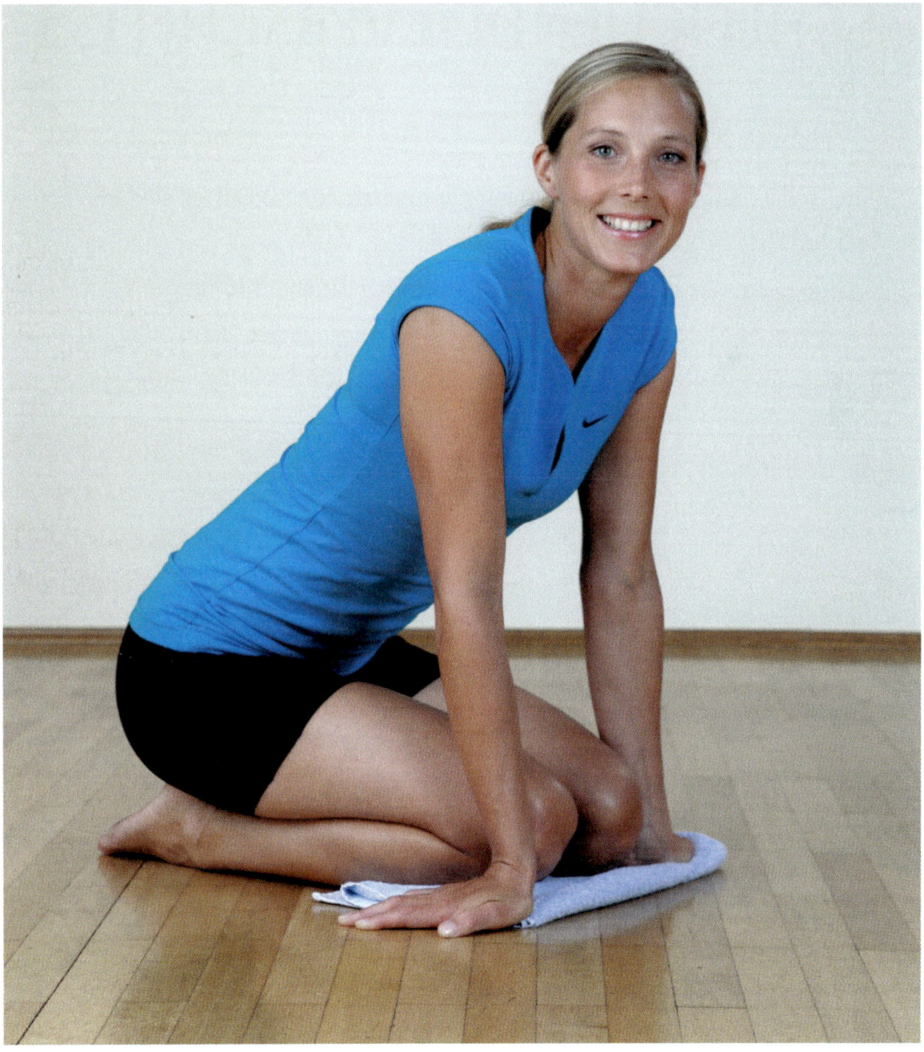

KAPITEL 2

ARTHROSE – EIN SCHLEICHENDER VERSCHLEISS

Arthrose ist die häufigste Gelenkerkrankung in Deutschland. Damit ist eine Abnutzung, ein Verschleiß eines oder mehrerer Gelenke gemeint. Allein in Deutschland sind etwa 20 Millionen Menschen davon betroffen; Frauen 3 x häufiger als Männer. Seit einigen Jahren werden die Menschen mit Gelenkproblemen immer jünger. Dies hängt sicher auch mit dem Freizeitverhalten zusammen, denn manche Sportarten belasten die Gelenke, vor allem die Knie, sehr heftig. Außerdem bewegen sich die (jungen) Menschen bedeutend weniger als früher, und zwar schon ab der Schulzeit.

Alle Prozesse, die die Ernährung des Gelenkknorpels behindern, begünstigen eine (spätere) Arthrose. Hierzu zählt Überbelastung genauso wie Unterbelastung der Gelenke. In späteren Jahren verlangsamt sich dann noch der Stoffwechsel und der Knorpel kann nicht mehr so viel Wasser speichern, wodurch seine Ernährung beeinträchtigt wird.

VORBEUGUNG LOHNT SICH

Durch ein bewusstes Alltagsverhalten, Bewegung sowie Kräftigungs- und Dehnungsübungen kann jeder sehr viel gegen eine zu frühe Arthrose oder ein Fortschreiten bewirken. Auch alle natürlichen durchblutungsfördernden Maßnahmen wie Kneippsche Anwendungen wirken sich positiv aus.

Man hat schon viel gewonnen, wenn man das Fortschreiten der Arthrose stoppen oder hinauszögern, die Schmerzen lindern, eine Entzündung (die immer schädliche Stoffe freisetzt) heilen und die Funktion des Gelenks verbessern oder erhalten kann.

2.1 WIE EINE ARTHROSE ENTSTEHT

Arthrose ist eine chronisch-degenerative Gelenkerkrankung, die langsam beginnt und sich häufig **schleichend** weiterentwickelt. Zunächst spürt man Anlaufschwierigkeiten nach längerem Sitzen, beim Aufstehen aus dem Bett oder ein Ziehen beim Treppensteigen. Bei feucht-kaltem Wetter treten die Beschwerden am ehesten auf, manchmal kommt es gar zu Reibegeräuschen. Diese können zwischen Ober- und Unterschenkel auftreten oder noch häufiger an der Kniescheibenrückfläche zur Oberschenkelrolle hin. Auch der Alterungsprozess spielt bei der Entstehung der Arthrose eine große Rolle.

Typische Erkrankungszeichen sind:

- knirschende Geräusche,
- Erwärmung oder/und Anschwellung des Gelenks,
- Bewegungseinschränkung,
- Formveränderung des Gelenks.

WER IST BESONDERS GEFÄHRDET?

Fehlbelastungen (z. B. durch X- oder O-Beine), falsche und übermäßige Belastungen, Verletzungen (manche wurden vielleicht gar nicht behandelt), können Auslöser für die Erkrankung sein. Aber auch Bewegungsmangel, schlechte Ernährungsgewohnheiten, Übergewicht oder eine jahrelange Einnahme von bestimmten Medikamenten können dabei eine Rolle spielen.

Manche Berufsgruppen haben ein besonders hohes Risiko, wie Fliesenleger, Bauarbeiter und andere Arbeiter, die dauernd schwer schleppen und tragen müssen, Dachdecker oder Gärtner. Und auch Menschen, die 10 und mehr Stunden am Tag nur sitzen und sich wenig bewegen, sind gefährdet. Frauen nach der Menopause tragen ein höheres Risiko für Arthrose, denn ein niedriger Östrogenspiegel erhöht das Risiko einer Kniearthrose.

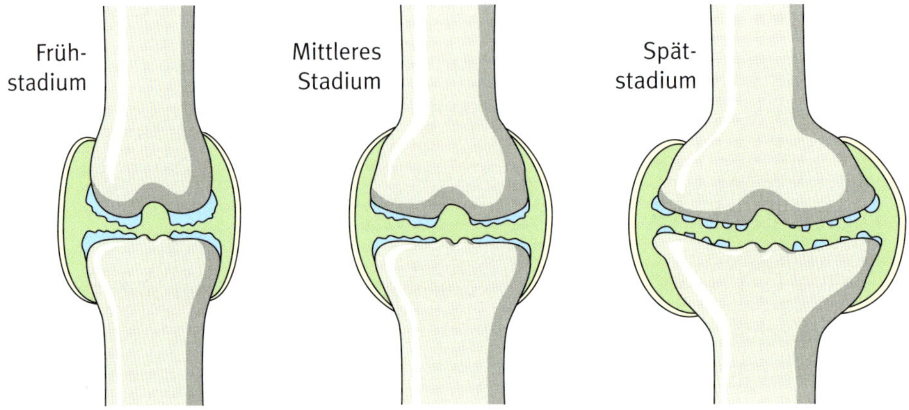

Bild 10: Die fortschreitenden Erkrankungsstadien bei Kniearthrose

Auch die Durchblutung vermindert sich und die Muskelmasse nimmt ab. Außerdem werden die Sehnen und Bänder unelastischer – der Zug auf das Gelenk nimmt zu. Durch schwache Muskeln ist es aber zu wenig stabilisiert. Das belastet den Knorpel zusätzlich.

2.2 WIE EINE ARTHROSE VERLÄUFT

ERSTES STADIUM

Häufig beginnt eine Kniearthrose mit einer Schädigung der knorpeligen Menisken, die die Gelenkflächen dann nicht mehr genügend vor dem Druck des Körpergewichts schützen können. **Der Knorpel weicht auf**. Er verliert seine glatte, glänzende Oberfläche und seine Elastizität. Seine Oberfläche raut auf und reißt ein; zuerst sind es nur kleine Risse. Einzelne Knorpelzellen sterben ab und das Knorpelgewebe wird dort dünner. Andere Stellen müssen dies ausgleichen und tragen eine höhere Belastung.

Um den fehlenden Knorpelschutz auszugleichen, verdichtet und verhärtet sich der Knochen, der unterhalb des erkrankten Knorpels liegt. In der Fachsprache heißt dies **subchondrale Sklerosierung**. Dies ist auch auf dem Röntgenbild zu erkennen.

Belastete Knorpelteilchen können sich vom Knochen ablösen, schwimmen dann in der Gelenkflüssigkeit und wirken im Gelenk wie Sand im Getriebe. Dies kann schmerzhaft sein und reizt zudem die Gelenkschleimhaut zu Entzündungsreaktionen, die durch Flüssigkeitsproduktion den Schaden reparieren will (das Knie schwillt an). Dadurch werden Stoffe (Enzyme) freigesetzt, die den Knorpel weiter zersetzen. Es entsteht ein Teufelskreis.

Es kommt zu Schwellungen, Bewegungseinschränkungen. Jeder Gelenkverschleiß beginnt mit Veränderungen am Gelenkknorpel. Sobald es zu Knochenveränderungen kommt, spricht man von **Arthrose**.

ZWEITES STADIUM

Durch den verdünnten, rau und rissig gewordenen Gelenkknorpel erhöht sich die Belastung auf den Knochen, besonders an den Rändern der Gelenkfläche, immer mehr. Der Körper versucht, das auszugleichen, indem er die Gelenkflächen vergrößert: An den Rändern der Gelenkflächen kommt es zu knöchernen Auswachsungen *(Osteophyten)*, die die Gelenkbeweglichkeit weiter einschränken. Diese knöchernen Zacken führen zu einer Verbreiterung des Gelenks und können sich bei bestimmten Bewegungen berühren sowie Schmerzen auslösen. Auch der Gelenkspalt wird kleiner. Die Rauigkeit des Knorpels wirkt wie eine Bürste, die den Knorpel der Gelenkfläche weiter zerstört.

Während die Betroffenen im ersten Stadium meistens über Schmerzen im betroffenen Gelenk klagen, wenn dieses belastet wird, schmerzt das Gelenk im zweiten Stadium schon bei normalen und auch passiven Bewegungen, z. B. wenn der Arzt das Gelenk bewegt. Schmerzen aus aktiver Bewegung sind oft **Muskelschmerzen** und entstehen häufig aus Muskelverspannungen. Diese sind im ersten Stadium aus Schonhaltungen entstanden, die die Betroffenen unbewusst einnehmen. Muskelverspannungen haben sich allmählich zu Muskelhärten entwickelt, wodurch der Zug der Sehnen am Knochen und in weiterer Folge der Druck auf das Gelenk zunimmt. Deshalb sind neben Kräftigungsübungen auch Dehnungsübungen in der Therapie und Vorbeugung ebenso wichtig.

In diesem Stadium leiden die Betroffenen häufig unter Anlaufschmerzen, also unter Schmerzen zu Beginn einer Bewegung, die dann wieder nachlassen.

DRITTES STADIUM

Zwischen dem ersten und dem Spätstadium können viele, viele Jahre liegen. Der Gelenkknorpel ist in diesem Stadium nicht nur erkrankt und geschädigt, sondern vollständig abgerieben und verschwunden. Die darunterliegenden Knochen liegen frei und reiben direkt aufeinander. Man spricht jetzt von einer **Knochenglatze.** Der Gelenkspalt ist mittlerweile völlig verschlossen und der Knochen deformiert weiter. Im Bereich der Arthrose bilden sich häufig Zysten (flüssigkeitsgefüllte Hohlräume).

Es kommt jetzt schon im Ruhezustand zu Schmerzen und die Bewegungseinschränkung hat sich vergrößert. Die Muskeln sind noch mehr verhärtet und verkürzt. Sehr häufig sind die Gelenke entzündet und geschwollen. – Weil sich der Belastungsdruck auf die Gelenke verändert hat, nimmt man immer mehr eine Schonhaltung ein, wodurch sich manche Muskeln abschwächen, andere noch mehr verspannen. Das Gelenk versteift immer mehr.

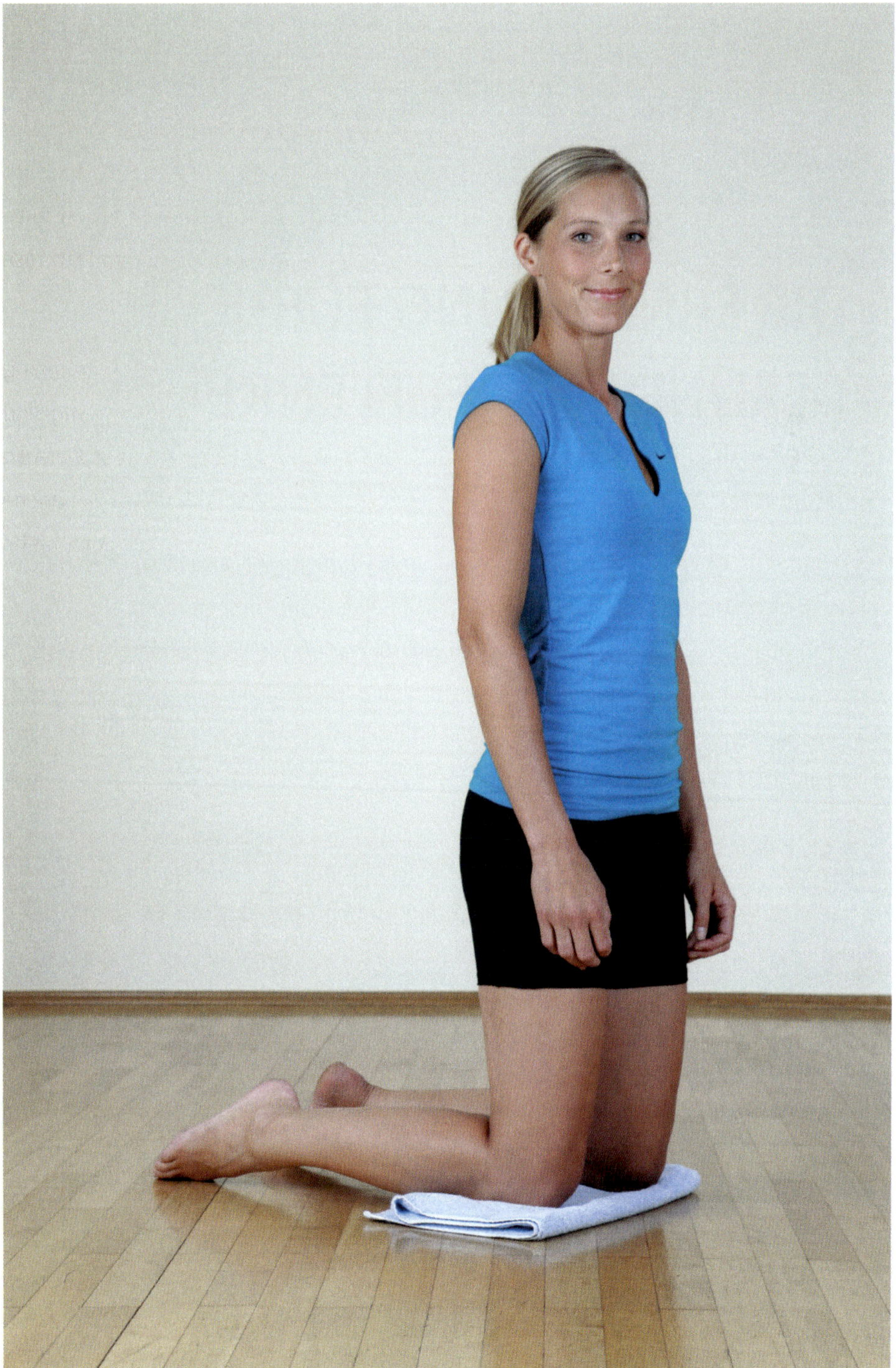

KAPITEL 3

DIE ERNÄHRUNG FÜR GESUNDE KNIEGELENKE

Das A und O für gesunde Kniegelenke sind gesunde Bewegungen, also nicht überbelastet und auch nicht unterbelastet. Jedoch gehört auch eine gesunde Ernährung dazu, um die Gelenke mit ihren Knorpeln, Gelenkflächen, Muskeln, Sehnen und Bändern gesund zu erhalten. Um Arthrose zu vermeiden oder aufzuhalten, sollte schon früh auf einige Punkte geachtet werden.

DEN GELENKKNORPEL SCHÜTZEN

Sie haben gelesen, wie entscheidend Bewegung für den Gelenkknorpel ist, damit dieser ernährt wird und durchsaftet bleibt. Jedoch ist es natürlich genauso wichtig, viel zu trinken, damit der Knorpel nicht austrocknet, und mit der Ernährung Stoffe aufzunehmen, die dem Knorpel guttun, ihn vor Schädigung schützen und ihm beim Aufbau unterstützen.

Schädigend wirken z. B. immer eine vermehrte Aufnahme von raffiniertem Zucker und ein hoher Fettsäurespiegel. Zusatzstoffe sind angebracht, wenn das Gelenk einer hohen alltäglichen Belastung ausgesetzt oder schon ein wenig geschädigt ist.

3.1 ANTIOXIDANTIEN

Im Rahmen von Stoffwechselprozessen, wie sie dauernd in unserem Körper ablaufen, wenn Sauerstoff mit Nährstoffen verbrannt wird, entstehen sogenannte *freie Radikale.*

Auch äußere Einflüsse, wie UV- oder Röntgenstrahlen, Zigarettenrauch, Stress, lassen sie vermehrt entstehen. Sie können dann die Oberhand gewinnen, wenn Infekte oder Entzündungen sich in unserem Körper ausbreiten, oder wenn Sie unter körperlicher oder geistiger Belastung stehen.

Freie Radikale sind aggressive Molekülreste, die gesunde Zellen angreifen und schädigen. Sie greifen die Zellmembran an, zerstören Eiweißstrukturen wie Kollagenfasern, die für geschmeidige Gelenke und ebenso die Haut wichtig sind.

Antioxidantien können die freien Radikale neutralisieren, unschädlich machen und das Fortschreiten einer Krankheit verzögern. **Besonders bei Entzündungen** entstehen große Mengen dieser aggressiven Sauerstoffradikale, die das gesunde Gewebe angreifen und Gelenkknorpel zerstören. Die Entzündungsreaktion vermehrt diese zerstörenden Stoffe noch, sodass noch mehr freie Radikale freigesetzt werden (Kettenreaktion).

ABWEHR GEGEN FREIE RADIKALE

Antioxidantien schützen den Knorpel vorbeugend und sind äußerst wichtig bei schon aufgetretenem Knorpelschaden und vor allem bei Entzündungen.

Als schlagkräftiges Dreiergespann gelten die Vitamine A, C und E, aber auch das Co-Enzym Q_{10} hat eine große Bedeutung. Außerdem gehören die Spurenelemente Selen, Zink, Kupfer, Bor und Mangan zu den Radikalenfängern sowie die große Gruppe der Polyphenole. Sie können leicht über die Ernährung aufgenommen werden (vollreifes Obst, Gemüse, Pflanzenöle, Nüsse, getrocknete Früchte etc.). In Belastungssituationen oder bei Entzündungen, wenn freie Radikale im Übermaß entstehen, ist es empfehlenswert, ihre Zufuhr zu vermehren.

RADIKALENFÄNGER PHENOLE

Auch dem Rotwein wird (in geringen Mengen) aufgrund der Phenole eine antioxidative Wirkung zugesprochen. Phenole kommen in Traubenschalen und Kernen vor, sodass roter Traubensaft ebenfalls diese schützenden Phenole enthält. Beim Weißwein werden dagegen die Schalen nicht mit verarbeitet.

Wissenschaftliche Studien belegen außerdem die antioxidative Wirkung der Phenole aus der Kakaobohne.

3.2 GLUKOSAMIN

Glukosamin ist eine Vorstufe der Glukosaminoglykane und ist beteiligt am Aufbau von Knorpel und Gelenkflüssigkeit.

Der Knorpel besteht aus **Knorpelzellen** *(Chondrozyten)* und der Grundsubstanz, die wiederum vor allem aus **Kollagen, 70 % Wasser** und **Proteoglykanen** besteht. Das Kollagen mit seiner reißfesten Struktur bildet sozusagen den Rahmen oder das Gerüst für die wasserspeichernden Proteoglykane. Die Knorpelzellen sind kleine, fleißige Miniaturfabriken, die dauernd neues Kollagen und Proteoglykanemoleküle produzieren, jedoch auch Enzyme freisetzen, die alte Moleküle zersetzen und abbauen.

BAUT PROTEOGLYKANE AUF

Eine schlechte Ernährung des Knorpels führt zu einer verminderten Produktion von Proteoglykanen. **Glukosamin** ist ein wichtiger Baustein für den Aufbau der wasserspeichernden Proteoglykane.

Je mehr Glukosamin zur Verfügung steht, umso mehr Proteoglykane können von den Chondrozyten hergestellt werden. Die Proteoglykane wirken wie ein Schwamm, indem sie sehr viel Wasser aufnehmen, wenn der Druck im Gelenk nachlässt.

WEITERE WIRKUNGEN VON GLUKOSAMIN

Glukosamin findet sich in der Gelenkflüssigkeit und ist ein Grundbaustoff für Knorpel, Sehnen und Bänder, aber auch für Knochenstrukturen, die Arterienwände und die Haut. Es unterstützt nicht nur körpereigene Reparaturmechanismen für geschädigten Knorpel, es hält auch die Gelenkschmiere zäh, denn wenn sie zu dünnflüssig ist, kann sie das Gelenk nicht gut schmieren.

Außerdem regt es die Bildung von Hyaluronsäure an und hemmt die Enzyme, die an der Knorpelzerstörung bei Entzündungen beteiligt sind. Dies ist ein sehr wichtiger Punkt, denn gerade die Zerstörung durch Entzündungsvorgänge muss gestoppt werden.

NUR SELTEN AUF DEM SPEISEZETTEL

Leider ist Glukosamin vorwiegend in den als weniger wertvoll geltenden Fleischanteilen enthalten: im sehnen-, gefäß- und knorpelreichen Fleisch, sodass wir es über die Ernährung meistens nur ungenügend aufnehmen. Hier können Ernährungsergänzungspräparate helfen.

3.3 CHONDROITIN

Chondroitin, der sogenannte **Wassermagnet** in den Proteoglykanen, ist ein Hauptbestandteil der Knorpelsubstanz und mehr für die Wasserspeicherung und den Wassergehalt der Gelenkknorpel verantwortlich, damit dieser elastisch und stabil bleibt und seine stoßdämpfenden Eigenschaften behält. Diese Riesenmoleküle können das überaus wichtige Wasser ansaugen, festhalten und speichern und sorgen dadurch für eine hohe Elastizität und Geschmeidigkeit. Außerdem hemmen sie entzündliche Gelenkprozesse.

3.4 WERTVOLLE NAHRUNGSERGÄNZUNG

Glukosamin und Chondroitin sind also wichtige Stoffe, die am Aufbau von Knorpel und Gelenkflüssigkeit beteiligt sind. Diese Substanzen werden vom Körper selbst hergestellt, jedoch lässt diese körpereigene Produktion mit zunehmendem Alter nach. In diesem Fall oder wenn die Gelenke besonders beansprucht sind, ist deshalb eine die Gelenke unterstützende Nahrung von großem Wert.

Das Glukosaminsulfatmolekül ist etwa 250 x kleiner als das des Chondroitinsulfats und kann deshalb im Verdauungstrakt besser und leichter aufgenommen werden. Am besten ist es, wenn beide Substanzen zusammen eingenommen werden, denn sie wirken synergetisch. Sie regen die Bildung von Hyaluronsäure, Gelenkschmiere und neuem Knorpel an, während sie gleichzeitig die Tätigkeit knorpelzerstörender Enzyme hemmen. Sie wirken schmerzlindernd und entzündungshemmend. Jede Entzündung setzt ja knorpelzerstörende Substanzen frei und sollte schnell behoben werden.

Dr. med. W. Franz schreibt dazu: „Neuere wissenschaftliche Studien in den vergangenen Jahren haben gezeigt, dass die Einnahme von Chondroitin und Glukosamin zu einem Wiedererstarken von angegriffener Knorpelsubstanz führt. Bei Röntgenaufnahmen im Stehen konnte ein deutlich größerer Gelenkspalt als vor der Einnahme der beiden Stoffe diagnostiziert werden. Je größer der Gelenkspalt, desto mehr Knorpelmasse ist vorhanden." Wird die Produktion der Proteoglykane angeregt, kann der Knorpel auch wieder mehr Wasser speichern.

3.5 HYALURONSÄURE

Hyaluronsäure ist der Hauptbestandteil der Gelenkflüssigkeit und ein ausgezeichnetes Schmiermittel und Stoßdämpfer zugleich. Auch in den Bandscheiben fungiert sie übrigens als Stoßdämpfer sowie Abstandhalter. Sie kann sehr viel Wasser binden und ist eine körpereigene Substanz, die in jungen Jahren in hohen Mengen in der Haut, überall im Gewebe, im Knorpel und in besonders hoher Konzentration in der Gelenkschmiere vorkommt. In arthrotischen Gelenken ist ihre Menge geringer als in gesundem.

Leider nimmt sie mit zunehmendem Alter ab. So enthält die Haut mit 50 Jahren nur noch etwa 50 % der ursprünglichen Menge. Sie wird dementsprechend trockener, faltiger; der Gelenkknorpel wird ebenfalls trockener und spröder.

Bei Kniearthrose wird sie manchmal vom Arzt direkt ins Kniegelenk gespritzt. Das verbessert die Gelenkflüssigkeit und kleine Unebenheiten der Knorpelfläche können dadurch wieder besser ausgeglichen werden. Auch sie gibt es, wie Chondroitin und Glukosamin, in Kapselform.

Hyaluronsäure verbessert die Gleitfähigkeit des Gelenks und regt die Bildung körpereigener Hyaluronsäure an.

Auch medizinisch findet sie vielfältige Anwendungsmöglichkeiten, neben den Gelenkinjektionen z. B. in Augentropfen zum Erhalt des Tränenfilms, in Nasensprays als Schutz vor Austrocknung und in der Therapie bei Inkontinenzerkrankungen. Außerdem wird sie zur Unterspritzung von Falten verwendet.

3.6 REINIGENDE FASTENKUREN

Fastenkuren sind übrigens bei Gelenkerkrankungen immer sehr positiv. Unter anderem wird währenddessen der Arachidonsäurepool entleert. Aus dieser Säure werden entzündungsfördernde Prostaglandine gebildet.

Dr. Scheel betont im *Naturheilmagazin*: „Immer aber ist eine Darmentlastung notwendig. Jede Krankheit wird meiner Meinung nach umso schneller heilen, je intensiver der Darm entlastet wird."

WAS NÜTZT – WAS SCHADET?

„Gelenkgesunde" Nahrungsmittel

- Viel frisches Obst, Gemüse und Salate
- Kartoffeln; Naturreis
- Vollkornprodukte
- Kalt gepresstes Soja-, Lein- und Walnussöl (Alpha- und Gamma-Linolensäuren hemmen Entzündungen)
- Fisch, vor allem Kaltwasserfisch, und Meeresfrüchte (enthalten Linolsäure)
- Avocado und Sojaöl wirken ebenfalls entzündungshemmend
- Fettarme Milchprodukte
- Wasser ohne Kohlensäure (mit viel Kalzium) oder Kräutertees

Zu meiden sind

- Alkohol (entzieht dem Körper Vitamine)
- Gehärtete Fette, auch gehärtete Pflanzenfette; Biskin, Palmin
- Gesättigte Fette, wie Butter, Sahne, Margarine, Nüsse
- Soweit es geht, Schweinefleisch und tierische Fette reduzieren (enthalten Arachidonsäure, die entzündliche Schübe an den Gelenken auslösen kann)
- Zucker und zu viele Süßigkeiten (produzieren Säureüberschuss)
- Kaffee und schwarzer Tee
- Übermaß an Zitrusfrüchten

KAPITEL 4

DIE KNIE SCHONEND BEWEGEN IM ALLTAG

Das Knie ist mit dem Hüftgelenk das Gelenk, das wir im Alltag am häufigsten gebrauchen. Zudem lastet dabei das Doppelte und Dreifache des Körpergewichts bei jedem Schritt auf dem Kniegelenk. Wenn wir „große Sprünge" machen, müssen die Knie sogar bis zum 300-Fachen des Körpergewichts aushalten. Auch bei Übergewicht wird es besonders stark belastet.

Außerdem sind unsere Umgebung und unsere Gewohnheiten im Alltag oft „knieunfreundlich". Hohe Absätze, harte Schuhsohlen und auch harte, asphaltierte Straßen lassen das Kniegelenk leiden. Auch die Gangart ist entscheidend und meistens nicht „kniegerecht". Man kann weich und schwingend gehen, aber auch hart und stampfend. Unter solchen Bedingungen verschleißt das Gelenk sehr schnell, besonders dann, wenn man im Alltag noch knieunfreundlichen Sportarten oder Berufen nachgeht.

4.1 VORBEUGUNG FÜR JEDEN TAG

Um das Kniegelenk lange gesund und beschwerdefrei zu halten oder bei Beschwerden den Teufelskreis des chronisch sich verschlechternden Kniezustandes aufzulösen, ist das alltägliche Verhalten von außerordentlich großer Bedeutung.

Wer im Alltag auf kniefreundliche Bewegungen achtet, immer wieder knieaufbauende und muskeldehnende Übungen einschiebt und auch auf eine knorpelaufbauende Ernährung Wert legt, wird garantiert Knieprobleme verhindern oder bestehende verbessern.

Knieschonendes Alltagverhalten schützt vor Gelenkabnutzung, hilft nach Verletzungen oder bei bestehenden Problemen. Kräftige, trainierte Beinmuskeln schützen und stabilisieren das Kniegelenk. Geschmeidige, gedehnte Beinmuskeln bewahren vor Umknicken und Verletzungen; leichte Bewegungsübungen, ohne zu hohe Belastung, versorgen den Knorpel mit Nährstoffen. Die Beweglichkeit des Kniegelenks bleibt erhalten oder verbessert sich.

4.2 „KNIESCHONENDE" TIPPS

Einige Regeln, wie Sie Ihren Knien im Alltag Gutes tun können:

- Bewegen Sie sich so viel wie möglich mit so viel Belastung wie nötig (nicht zu viel).
- Vermeiden Sie Übergewicht oder verringern Sie es.
- Tragen Sie Schuhe mit flachen Absätzen und weichen, dämpfenden Sohlen und eventuell passendem Fußbett.
- Bevorzugen Sie für Spaziergänge Wege mit weichem Boden (z. B. Waldboden).
- Vermeiden Sie es, schwere Lasten zu tragen.
- Trainieren Sie die Muskeln um das Knie regelmäßig mit speziellen Übungen.
- Entlasten Sie die Kniegelenke oft und vermeiden Sie langes Stehen.
- Stehen Sie dynamisch und überstrecken Sie die Kniegelenke nicht.
- Vermeiden Sie tiefes Kniebeugen, denn die Belastung von Kniegelenk und Knorpel steigt mit zunehmender Beugung!
- Beugen Sie beim Sitzen die Unterschenkel nicht zu lange unter die Sitzfläche; strecken Sie lieber ab und zu die Beine aus.
- Vermeiden Sie Sportarten, die das Kniegelenk durch abrupte Bewegungen (z. B. Abstoppen) belasten.
- Wählen Sie kniefreundliche Freizeitsportarten, wie Spazierengehen, Schwimmen, Radfahren oder Skilanglauf.
- Trinken Sie viel Wasser oder Säfte oder Tee.
- Achten Sie auf eine gesunde Ernährung.

DIE SCHLIMMSTEN „KNIEKILLER"

- Tiefe Kniebeuge; dabei wird der Meniskus maximal gequetscht.
- Noch schlimmer: „Froschhüpfer"; mit tief gebeugten Knien hüpfen.
- „Entengang"; mit tief gebeugten Knien vorwärtswatscheln.

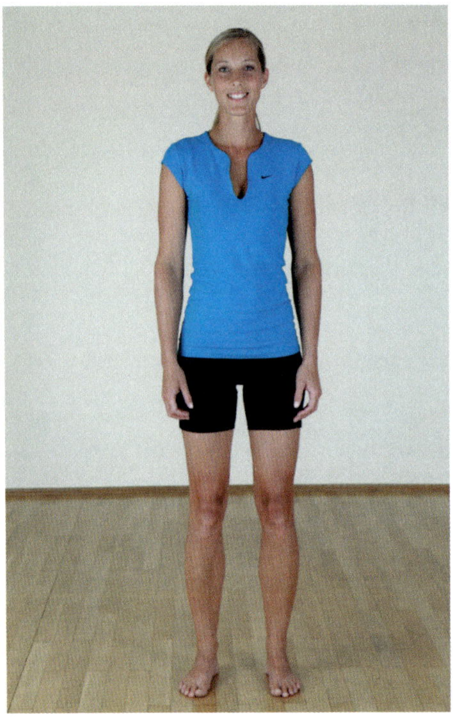

Bild 11: Richtig stehen: Kopfmitte, Brustwirbelsäule und Steißbein sind in einer Linie.

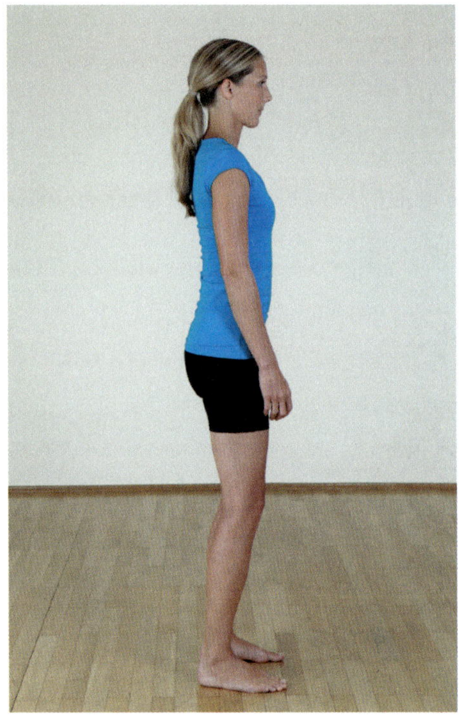

Bild 12: Die Lotlinie: vom Ohr über das Schultergelenk und knapp vor Hüft- und Sprunggelenk zur Fußsohle

4.3 DIE GÜNSTIGE BEINACHSE

Äußerst wichtig ist die Stellung der Beine für die Knie-, aber auch für die Hüft- und Fußgelenke im Alltag; also beim Stehen, Gehen, Sitzen, Aufstehen, Treppensteigen etc. Deshalb sollten Sie immer wieder auf Ihre Beinachsenstellung achten. Natürlich gibt es auch hier eine günstige und ungünstige. Sehr häufig zeigen die Knie zu sehr nach innen oder außen, wodurch die Knie einer einseitig vermehrten Belastung ausgesetzt sind. Dadurch kommt es zu einer ungleich verteilten Druckbelastung auf die Knorpel und Menisken und einem verfrühten Verschleiß des Knorpels. Eine günstige Beinachse ist dann gegeben, wenn sich Hüft-,Knie- und Sprunggelenk in einer Linie übereinander befinden, wenn man von vorn darauf schaut.

Deshalb lernen Sie in diesem Kapitel, wie die günstige Beinachsenstellung im Alltag aussieht. Je häufiger Sie sich daran erinnern und immer wieder die „gute Kniestellung" einüben, umso besser ist es für die Knie und ebenso für die anderen Gelenke der Beine. Das Gewicht und die Belastung werden dann gleichmäßiger verteilt.

Zusammengefasst kann man sagen, dass sich die Knie in den aufrechten Körperhaltungen möglichst direkt über den Fußgelenken und die Oberschenkel-, Unterschenkel- sowie die Fußlängsachsen in einer Ebene befinden sollten.

4.3.1 DIE GÜNSTIGE HALTUNG IM STEHEN

Stellen Sie sich **seitlich** vor einen Spiegel und nehmen Sie Ihre „normale" Haltung ein; so, wie Sie meistens im Alltag stehen. Versuchen Sie, ein Gefühl für Ihre momentane Gewohnheitshaltung zu bekommen.

- Wie stehen Sie?
- Wie stehen Ihre Füße?
- Wie ist Ihr Gewicht auf den Füßen verteilt?
- Wie weit stehen Ihre Füße auseinander und wohin zeigen die Knie?
- In welcher Position befindet sich das Becken? Steht es vielleicht zu sehr nach vorne, sodass ein ausgeprägtes Hohlkreuz entsteht?
- Wie empfinden Sie Ihren Brustkorb und Ihren Schultergürtel? Sind die Schultern vielleicht ein wenig nach vorne gezogen?
- Wie empfinden Sie Ihre Kopfhaltung? Thront der Kopf auf der Wirbelsäule oder steht das Kinn ein wenig zu weit nach vorne oder oben?

Und nun schauen Sie sich aus den Augenwinkeln heraus Ihre Haltung im Spiegel an. Wenn Sie Ihre eigene gewohnheitsmäßige Haltung kontrolliert haben, ist es an der Zeit, sich die günstige Haltung für die Knie (die gleichzeitig auch die günstige Haltung für den Rücken und alle anderen Gelenke ist) zu vergegenwärtigen.

DER LOTLINIENTEST

Bei der günstigen Haltung könnte man, von der Seite gesehen, ein Lot ziehen das vom Ohr über das Schultergelenk, vor dem Hüftgelenk und vor dem Kniegelenk bis leicht vor das Sprunggelenk in die Fußsohle verläuft.

Frontal betrachtet, verläuft die Lotlinie von der Mitte des Kopfs über die Brustwirbelsäule zwischen den Gesäßbacken bis in die Mitte des Steißbeins.

4.3.2 KNIE- UND RÜCKENFREUNDLICHE HALTUNG

Stellen Sie sich gerade frontal vor einen Spiegel, sodass Sie sich von vorne sehen können.

- Beide Füße stehen hüftbreit nebeneinander, wobei die Füße leicht nach außen zeigen (wenn man sich ein Zifferblatt einer Uhr vorstellt, auf den Zahlen 11 und 1).
- Das Gewicht ist auf beide Füße gleichmäßig verteilt und lastet fast gleichmäßig auf Vorfuß und Ferse.
- Die Knie sind nicht durchgedrückt oder überstreckt, sondern leicht gebeugt. Sie sollten nach außen gespannt sein, sodass die Kniescheiben wie zwei Scheinwerfer gerade nach vorne gerichtet sind. Dadurch werden auch die tiefen Gesäßmuskeln aktiviert, die für die Beinachsenstabilität sehr wichtig sind. (Ohne das Aktivieren der Gesäßmuskeln zeigen die gebeugten Knie eher nach innen).
- Denken Sie sich zwischen dem zweiten/dritten Zeh eine Linie zur Mitte des Knies (Oberschenkel-, Unterschenkel- und Fußlängsachsen stehen in einer Linie; weicht der Fuß auch nur leicht nach innen oder außen ab, führt dies zu einer Fehlbelastung der Fuß-, Knie- und Hüftgelenke).
- Schultern und Arme hängen locker und schwer nach unten, so, als ob an den Händen ein schweres Gewicht hängen würde. Die Schultern sind nicht hochgezogen und hängen nicht nach vorne.
- Der Brustkorb ist leicht angehoben.
- Der Kopf thront auf der Halswirbelsäule. Stellen Sie sich dabei vor, dass Sie einen Krug Wasser auf dem Kopf tragen würden.

Mein Rat

Wenn Sie längere Zeit stehen, wie z. B. beim Bügeln, vor dem Küchen- oder Hobbytisch, können Sie auch ein etwa 10 cm hohes Fußbänkchen benutzen, auf das Sie im Wechsel einen Fuß stellen.

In dieser günstigen Haltung befindet sich der Körper im Gleichgewicht und einseitige Abnutzungen werden vermieden. Der Körperschwerpunkt liegt dabei senkrecht über den Füßen und nicht davor oder dahinter.

Gelenkgesundes Stehen heißt übrigens nie, starr und bewegungslos zu stehen, sondern „**dynamisch stehen**". Das heißt, man sollte oft die Position wechseln, z. B. von einem Bein auf das andere treten.

DYNAMISCHES STEHEN

Falls Sie im Beruf lange Zeit stehen müssen, aber auch bei Steharbeiten im Haushalt oder beim Hobby ist es günstig, sich auf ein elastisches Polster zu stellen, wie z. B. auf das **Balance-Pad** oder **Balancefit-Pad** (ein zu 90 % gefülltes Luftkissen, auf dem man „wie auf Wolken" steht, die Gelenke schont und die Muskeln durch den „Schwabbeleffekt" automatisch kräftigt).

Auf diesem angenehmen Polster, das überall in Sanitätsgeschäften zu bekommen ist, sind auch Übungen sehr gut möglich, denn die Knie- und Hüftgelenke werden darauf sehr gut entlastet.

Auch sehr empfehlenswert: eine höhenverstellbare Steh-/Sitzhilfe benutzen. Dadurch kann im Stehen ein Großteil des Gewichts von den Beinen an eine Sitzfläche abgegeben werden und die Knie werden weniger belastet.

ÜBUNGEN IM STEHEN

Nehmen Sie die oben beschriebene, günstige Haltung im Stehen ein.

1. Die Knie ein wenig beugen und strecken und dabei auf die günstige Beinachse achten.

2. Die Knie wie oben in einer leichten Schrittstellung ein wenig beugen und strecken.

4.3.3 KNIEFREUNDLICHES GEHEN

Beim Gehen muss das Körpergewicht von einem Bein auf das andere fein ausbalanciert werden. Jedes Bein muss für kurze Zeit imstande sein, das Körpergewicht allein zu tragen, besonders natürlich beim Treppensteigen. Gute Beinmuskeln sind hier sehr wichtig, um die Gelenke zu schonen. Ebenso eine lotgerechte Haltung, um die Gelenke nur wenig zu belasten.

Achten Sie einmal bewusst auf Ihr Gehen:

- Gehen Sie jetzt ein paar Schritte durch den Raum, eine Weile mit geöffneten Augen, dann auch mal mit geschlossenen.
- Gehen Sie bewusst langsam und achten Sie darauf, wie Sie jeweils den nach vorne gezogenen Fuß aufsetzen.
- Wie groß sind Ihre Schritte?
- Und wie ist Ihre Haltung dabei?
- Wie belasten Sie Ihre Füße?
- Wohin zeigen die Zehen?
- Ist Ihr Gang hart und schwer oder weich und locker?

LERNEN SIE KNIEFREUNDLICHES GEHEN

- Die Knie sind nie überstreckt, sondern immer ganz leicht gebeugt.
- Machen Sie kleine Schritte.
- Bewegen Sie die Beine wie Räder unter dem Becken; weich und elastisch; nicht trampeln bzw. hart aufsetzen beim Gehen.

- Rollen Sie auch die Füße weich und harmonisch von der Ferse zu den Zehen ab, so, als ob Sie auf Rädern liefen. Dabei werden die Kniegelenke schonend belastet.
- Setzen Sie die Außenseite der Ferse zuerst auf und rollen Sie dann über den Mittelfuß nach vorne ab. Die Fußspitzen zeigen dabei nach vorne oder leicht nach außen.

DAS TREPPENSTEIGEN

Besonders kniebelastend ist das Treppenhoch- und -runtergehen. Deshalb sollten Sie bei Knieproblemen den Handlauf oder eine Stützhilfe benutzen. Achten Sie dabei immer auf die Position der Knie und der Fußspitzen.

1. Beim Treppenhochgehen setzen Sie zuerst den vorderen Fuß ganz auf und benutzen dann die Muskelkraft des hinteren Beins, indem Sie sich mit den Zehen gut abdrücken.

2. Beim Nachuntengehen wird das Kniegelenk besonders gefordert (auch beim Bergabgehen) und dabei sollte das Gewicht mit der Wadenmuskulatur gut aufgefangen und abgedämpft werden.

DAS BARFUSSGEHEN

Immer noch am gesündesten für die Gelenke, die unseren Körper tragen, ist und bleibt barfuß gehen. Dabei werden nicht nur die Fuß- und Beinmuskeln sowie die Venenpumpe dauernd aktiviert, sondern auch die Fußreflexzonen. Dr. Then schreibt dazu: „Der Mensch ist von Natur aus ein Barfußgänger, der sich auf natürlichem Boden, d. h. unebenen Oberflächen, hinsichtlich der anatomischen Fuß- und Körperkonstruktion bewegen sollte. Das Barfußgehen auf unebenem Boden führt dagegen zum sogenannten Natur- oder Rotationsgang, der für den deutlich geringeren Gelenkverschleiß verantwortlich ist. Dieser entspricht genau dem ‚biomechanisch richtigen Gehen.'"

4.3.4 SCHUHE – GEFÄNGNIS ODER BETT FÜR DEN FUSS

Für kniegelenkschonendes Stehen und Gehen sind Schuhe mit elastischen Schuhsohlen besonders wichtig.

Dr. med. Jürgen Fischer betont: „Während unser Fuß eigentlich mit harmonischen Rundungen und Formen ausgestattet ist, ist es erschreckend, wie oft Schuhe nur mit einer dünnen, planen Sohle als Auftrittsfläche versehen sind." Schuhe sollten dem Fuß angeformt sein, etwa wie ein Handschuh oder Abdruck. Ganz wichtig ist eine hohe Dämpfung des Fußbetts, besonders im Fersenbereich. Dadurch wird der Belastungsdruck beim Aufsetzen der Ferse verringert. Die Stöße beim Auftreten der Ferse werden nämlich über den Mittelfuß und das Sprunggelenk auf Knie- sowie Hüft- und Wirbelgelenke übertragen. Schuhe mit harter Sohle oder hartem Absatz übertragen die Stoßenergie ungebremst auf die genannten Gelenke. Durch weiche Sohlen wird dagegen die Aufprallenergie abgebremst und gedämpft.

GEFÄHRLICHE STILETTOS

Vermeiden Sie hohe Absätze, denn diese lassen es nicht mehr zu, dass der Fuß sich am Boden abrollt. Die natürliche Dämpfung des Schritts wird behindert. Außerdem werden durch hochhackige Schuhe vermehrt Sprunggelenk, Kniescheibe, Knieknorpel und auch die Lendenwirbelsäule (vermehrte Hohlkreuzbildung) belastet; die Wadenmuskulatur verkürzt sich und verspannt. Die vordere Kniestreckmuskulatur muss wesentlich stärker angespannt werden, wodurch der Knieknorpel noch mehr belastet wird.

4.3.5 DIE GÜNSTIGE HALTUNG IM SITZEN

Sitzen entlastet die Kniegelenke, weil das Gewicht des Körpers nicht nur auf den Beinen lastet. Aber man sollte nicht über längere Zeit hinweg in der gleichen Sitzposition verharren. Sitzen Sie dynamisch! Gelenke wollen bewegt werden. Wechseln Sie die Sitzposition immer wieder und strecken Sie vor allem die Unterschenkel nicht unter den Stuhl, denn dann wird der Knorpel im Kniegelenk nicht mehr ernährt. Vermeiden Sie auch tiefe Sitzmöbel, weil auch dann die Kniegelenke zu sehr gebeugt werden und das Aufstehen sehr kniebelastend wird.

Und wie sitzen Sie?

- Setzen Sie sich gewohnheitsmäßig auf einen Stuhl und gehen Sie in sich.
- Wie ist Ihre Sitzhaltung, die Sie meistens unwillkürlich einnehmen?

- Wie ist die Stellung der Füße und der Beine?
- Wo spüren Sie die Druckpunkte der Füße auf dem Boden?
- In welcher Position befinden sich Ihre Knie?
- Wie halten Sie den Rücken? Eher aufrecht oder eingesackt?
- Wie hängen Ihre Schultern nach unten? Eher nach vorn?
- Wie halten Sie den Kopf?

LERNEN SIE RICHTIGES SITZEN

Konzentrieren Sie sich nun auf das physiologisch **günstige Sitzen** und setzen Sie sich auf das vordere Drittel eines Stuhls.

- Die Knie stehen hüftbreit oder etwas mehr auseinander und bilden ein leichtes V.
- Die Füße stehen genau unterhalb der Knie; die Zehen zeigen leicht nach außen (in die gleiche Richtung wie die Oberschenkel).
- Zwischen Ober- und Unterschenkel besteht ein rechter Winkel oder etwas mehr. Sehr günstig ist es, wenn das Becken ein wenig höher steht als die Knie; nicht umgekehrt!
- Das Gewicht ist gleichmäßig auf die Sitzbeinhöcker verteilt.
- Die Schultergelenke befinden sich über den Hüftgelenken und ruhen in der Mittelstellung.
- Der Kopf thront auf der Wirbelsäule und ist nicht abgeknickt; Hinterkopf und Gesäß liegen etwa auf einer Linie.

Mein Rat

Sitzen Sie dynamisch: Wechseln Sie häufig Ihre Position. Räkeln und strecken Sie sich zwischendurch; bewegen Sie die Knie und strecken Sie die Beine und stehen Sie oft auf, um ein paar Schritte zu gehen. Achten Sie überall auf genügend Beinfreiheit; ob im Flugzeug oder Kino oder bei Vorträgen – immer wieder die Beine nach vorne ausstrecken.

4.3.6 KNIEFREUNDLICHES HINSETZEN UND AUFSTEHEN

Hier ist zuallererst zu betonen, dass es für die Knie immer günstiger ist, wenn das Sitzmöbel nicht zu niedrig ist. Einen Schreibtischstuhl kann man z. B. gut auf Kniehöhe oder noch besser leicht drüber einstellen, sodass die Knie nicht zu stark gebeugt werden müssen und auch das Aufstehen leichter ist.

LERNEN SIE KNIEFREUNDLICHES HINSETZEN UND AUFSTEHEN

- Stellen Sie sich mit hüftbreit geöffneten Knien und leicht nach außen gerichteten Fußspitzen vor einen Stuhl.
- Beugen Sie gleichzeitig die Knie und die Hüftgelenke, sodass der Oberkörper mit gerader Wirbelsäule leicht nach vorne geneigt wird (Rücken und Hinterkopf befinden sich auf einer Linie).
- Wenn Sie wollen, können Sie jetzt noch ein Bein näher an den Stuhl heranziehen (Schrittstellung). Probieren Sie aus, wie es Ihnen leichter fällt.
- Schieben Sie das Gesäß nach hinten, bis es die Sitzfläche erreicht; stützen Sie sich dabei mit den Händen so bald wie möglich auf den Oberschenkeln oder Armlehnen ab.

DAS AUFSTEHEN GESCHIEHT IN UMGEKEHRTER REIHENFOLGE

- Beugen Sie den Oberkörper aus den Hüftgelenken mit geradem Rücken nach vorne, sodass der Körperschwerpunkt nach vorne über die Füße wandert.
- Spüren Sie dabei, wie die Muskeln der Beine sich anspannen und somit die Aufstehbewegung vorbereiten.
- Noch leichter wird es, wenn Sie jetzt beide Beine oder nur ein Bein (leichte Schrittstellung) näher an den Stuhl heranziehen.
- Die Füße stehen wieder unter den hüftbreit oder in Schrittstellung geöffneten Knien.
- Stützen Sie die Hände auf die Oberschenkel oder Armlehnen und stellen Sie sich vor, dass Sie an einem Faden nach vorne oben hochgezogen werden.

Die Hinsetz- und besonders die Aufstehbewegung wird vor allem durch die Beinmuskulatur unterstützt.

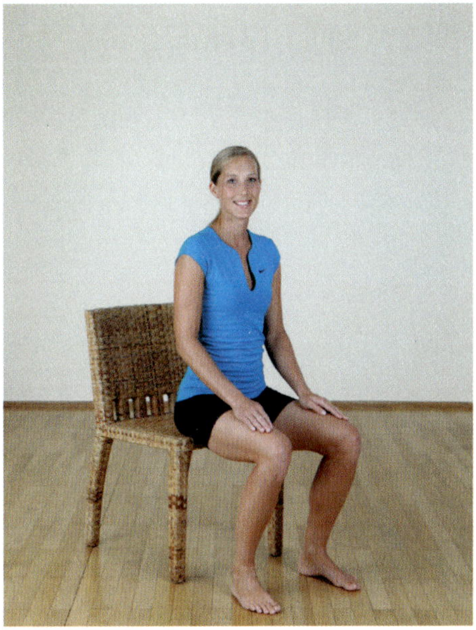

Bild 13: Zum Aufstehen rutschen Sie zur vorderen Stuhlkante und stützen die Hände auf die Oberschenkel.

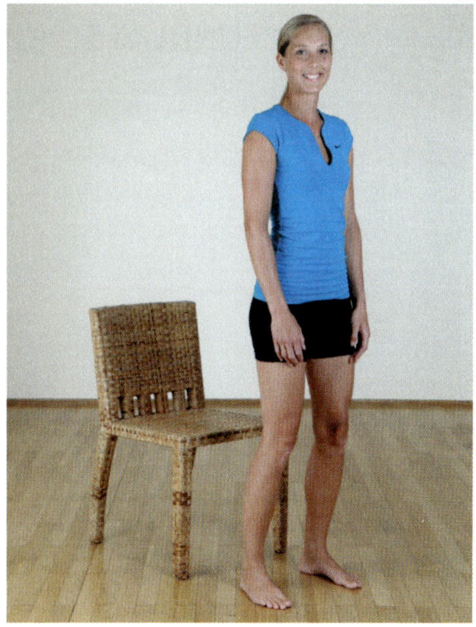

Bild 14: Erheben Sie sich, als ob Sie nach vorne oben hochgezogen werden bis zur lotrechten Haltung.

Wichtig: Beim Vorbeugen die Knie nicht über die Fußspitzen hinaus nach vorne schieben, sondern das Gesäß nach hinten schieben. Dabei sind die Knie höchstens 90° gebeugt und man kann die Fußspitzen sehen.

4.3.7 KNIEFREUNDLICHES AUFHEBEN UND TRAGEN

Hier gilt es vor allem zu beachten, dass Kniegelenke nicht über 90° gebeugt werden sollten. **Ab 90° Beugung wächst der Druck explosionsartig!**

Wenn Sie außerdem eine Last anheben, wird der Knorpel noch mehr belastet.

LERNEN SIE KNIEFREUNDLICHES AUFHEBEN UND TRAGEN

- Stellen Sie sich mit leicht gegrätschten Beinen (stabile Standbasis) vor einen Hocker.
- Beugen Sie wie beim Hinsetzen die Knie- und Hüftgelenke und halten Sie die Wirbelsäule gerade.
- Nehmen Sie dann den Hocker zwischen beide Hände, spannen die Bauch-, Beckenboden- und Rumpfmuskulatur an und heben den Hocker hoch, indem Sie gleichmäßig die Hüft-, Knie- und Sprunggelenke strecken.
- Das Absetzen des Hockers geschieht umgekehrt: zuerst die genannten Muskeln anspannen, dann den Hocker absetzen. Das Aufheben von Gegenständen belastet die Knie besonders. Vermeiden Sie es, die Knie ganz bis in die Hocke zu beugen.

4.3.8 ANDERE ALLTAGSSITUATIONEN

Gestalten Sie auch andere Alltagssituationen kniefreundlich. Hier ein paar Beispiele:

Beispiel 1: Wenn Sie Schuhe schnüren, setzen Sie sich auf einen Stuhl und stellen Sie einen Fuß auf einen Fußschemel. Dies ist für das Kniegelenk günstiger, als in die Knie zu gehen.

Beispiel 2: Beim Anziehen einer Hose oder von Strümpfen ist es für die Knie entlastender, sich hinzusetzen, als im Stehen jeweils ein Bein und somit ein Kniegelenk zu stark zu belasten.

Beispiel 3: Bei Gartenarbeiten und bei allem, was man auf den Knien verrichtet, sollten Sie diese nicht über 90° beugen, sondern besser in den Ein-Kniestand gehen, wobei das auf dem Boden liegende Knie mit einem Polster unterlegt sein sollte. Dadurch ist keins der Knie mehr als 90° gebeugt.

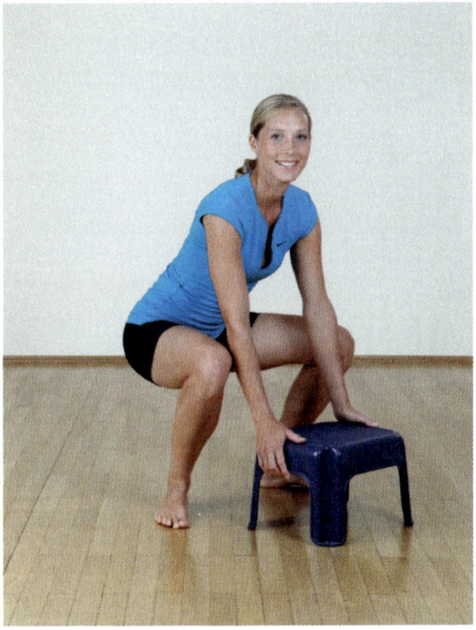

Bild 15: Heben Sie Gegenstände mit geradem Rücken und nicht zu stark gebeugten Knien auf.

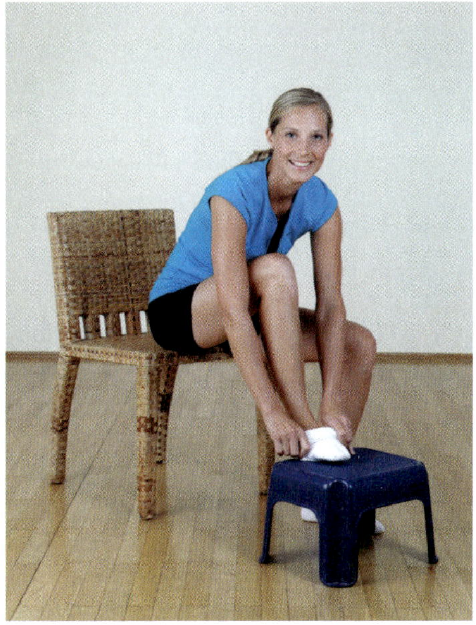

Bild 16: Setzen Sie sich zum Schuhschnüren hin und stellen Sie den Fuß auf einen Schemel.

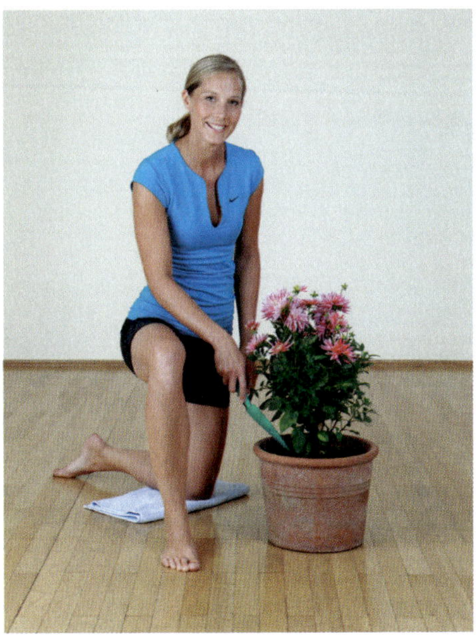

Bild 17: Arbeiten am Boden im Ein-Kniestand – kein Knie wird so mehr als 90° gebeugt.

KAPITEL 5

WICHTIGES FÜR IHR TRAINING – PRAXIS

10-15 Minuten Knietraining am Tag helfen, die Knie mit dem empfindlichen Knorpel gesund und leistungsfähig zu erhalten. Wichtig ist die Kombination von Kräftigungs-, Dehnungs- und Bewegungsübungen. Und die Übungen sollen Spaß machen!

Die Übungsprogramme sind so konzipiert, dass Sie mit Mobilisations- oder Lockerungsübungen beginnen, um die Gelenkschmiere anzuregen und das Knie beweglich zu halten oder zu machen. Ein bewegliches Knie ist weniger verletzungsanfällig.

Danach folgen Kräftigungsübungen für den wichtigen Muskelaufbau und Dehnungsübungen sorgen für die nötige Geschmeidigkeit und Elastizität. Außerdem verhindern sie, dass Muskeln zu sehr verkürzen und verkrampfen.

Zusätzlich sind Koordinations- und Gleichgewichtsübungen sehr vorteilhaft, um viele Muskeln zu stärken, die Gelenke beweglich zu halten und sie vor dem Umknicken zu bewahren. Diese Kombination bewirkt, dass das Kniegelenk auf gesunde Art und Weise gekräftigt, entlastet, beweglich und leistungsfähig wird bzw. bleibt.

Mein Rat

Da die Gelenke und vor allem das Kniegelenk weiche Untergründe lieben, ist das Balance Pad für viele Übungen sehr geeignet und keine unnötige Geldausgabe. Man kann es für viele Übungen, vor allem auch Gleichgewichtsübungen, gebrauchen.

Darüber hinaus eignet es sich auch vorzüglich als Stehhilfe bei allen möglichen alltäglichen Aufgaben, wie z. B. Bügeln, in der Küche oder am Hobbytisch und natürlich am Stehpult. Auch das luftgepolsterte Ballkissen gehört in diese Kategorie und ist sehr empfehlenswert. Diese Geräte bekommt man in Sport- oder Sanitätsgeschäften. Für Kräftigungsübungen eignet sich vor allem das Thera-Band®.

5.1 SO ÜBEN SIE RICHTIG

Nehmen Sie sich möglichst täglich, mindestens aber 2-3 x wöchentlich Zeit für spezielle Knieübungen. Oft kann man auch Übungen in das Alltagsgeschehen einbeziehen, z. B. wenn man im Garten oder vor dem Fernseher sitzt, spazieren geht oder mit Zug, Auto oder Flugzeug unterwegs ist.

Es gibt viele Möglichkeiten. Wichtig ist die Regelmäßigkeit. Je mehr Sie spüren, wie gut Ihnen die Knieübungen tun, umso mehr werden sie Ihnen Spaß machen.

ÜBEN KÖNNEN SIE ÜBERALL

Auch das Benutzen von verschiedenen Handgeräten erhöht die Freude am Üben. Ihrer Fantasie sind dabei keine Grenzen gesetzt: Ob Sie beim Spaziergang an liegenden Baumstämmen üben oder im Garten auf einer Bank oder auf langen Bahnreisen auf dem Sitz. Bei allen Übungen gilt natürlich, dass Sie eine Übung, die aus irgendeinem Grund Schmerzen bereitet, sofort beenden. Gehen Sie nie über die Schmerzgrenze.

5.2 DIE ÜBUNGSAUSFÜHRUNG

- Wiederholen Sie jede Übung am Anfang 4-6 x, dann 6-10 x, dann 10-20 x, wenn nichts anderes angegeben ist. Falls Schmerzen auftreten sollten, brechen Sie die Übung sofort ab.
- Steigern Sie die Wiederholungszahlen, wenn Sie schon geübter sind und dies als angenehm empfinden. Die Zahl der Wiederholungen kann sich auch nach der Tagesform richten und demzufolge variieren.
- Zur Steigerung der Übungsintensität können auch Fußmanschetten an die Fußgelenke angelegt werden.
- Bei Dehnungsübungen sollte die Dehnung immer etwa 20-30 Sekunden gehalten werden, dabei unbedingt gleichmäßig und ruhig weiteratmen. 3-4 x wiederholen.
- Bei Anspannungsübungen die Spannung 6-10 Sekunden, später gerne 10-15 Sekunden halten. Auf ein gleichmäßiges Weiteratmen achten und nicht den Atem anhalten.
- Ruckartige und abrupte Bewegungen vermeiden. Denken Sie besser an die graziösen Bewegungen einer Katze. Alle Übungen sollten langsam und geschmeidig ausgeführt werden.
- Die richtige Ausgangsstellung vor dem Üben ist wichtig: Wie Sie kniefreundlich stehen oder sitzen, ist auf den Seiten 48ff. erklärt.
- In Kurzfassung: Achten Sie bei allen Übungen auf eine gerade Beinachse. Das Knie steht über dem mittleren Zeh und weicht nicht nach innen oder außen aus. Der Unterschenkel steht senkrecht. Wird das Knie gebeugt, nicht über die Fußspitze hinaus und höchstens bis zum 90° Winkel.

BALANCIERÜBUNGEN:

Günstig überall, an jedem Ort, auch zwischendurch, sind immer Balancierübungen. Balancieren Sie (zu Beginn mit einem Stuhl oder Geländer neben sich) immer wieder einmal auf einem Bein 5-15 Sekunden, indem Sie das andere Bein ein paar Zentimeter vorne anheben. Wechseln Sie das Bein und achten Sie auf die gerade Beinachse. – Variation: Noch effektiver wird die Übung auf einem Balace Pad oder zusammengerollten Handtuch (einer zusammengelegten Decke).

5.3 RICHTIG DURCHATMEN

Atmen Sie vor dem Üben einige Male (bei geöffnetem Fenster oder im Freien) tief durch und schieben Sie auch zwischendurch immer wieder mal eine Atemübung zur Vertiefung des Atems und zur besseren Sauerstoffversorgung der Muskeln und Gelenke ein. Gut geeignet sind die folgenden Übungen.

ATEMÜBUNG 1

Setzen Sie sich auf einen Stuhl, Lehnstuhl oder Sessel und lehnen Sie sich an.

- Legen Sie dann beide Hände auf den Bauch und beobachten Sie einen Moment nur Ihren eigenen Atem. Bewegt sich der Bauch dabei?
- Nach einer Weile atmen Sie bewusst durch die Nase langsam ein und lassen dabei den Bauch weit werden (das nennt man tiefe Atmung oder Zwerchfellatmung).
- Danach durch den Mund (auf schsch .... oder fff ....)langsam ausatmen und spüren, wie der Bauch sanft zurückschwingt.

Beachten Sie, dass die Ausatmung immer länger sein sollte als die Einatmung.

ATEMÜBUNG 2

Stellen Sie sich mit leicht gegrätschten Beinen auf den Boden.

- Dann einatmend die Arme seitlich anheben und diagonal weit nach oben strecken. Die Handflächen dabei nach hinten drehen.
- Danach den Atem langsam ausströmen lassen und die Arme vor dem Brustkorb verschränken, sodass die rechte Hand auf der linken Schulter und die linke Hand auf der rechten Schulter liegt.
- Am Schluss beide Schultern mit den Händen nach unten ziehen.

KAPITEL 6

DIE ÜBUNGSPROGRAMME

6.1 ÜBUNGSPROGRAMM 1 – KNIEÜBUNGEN AM SCHREIBTISCH

Viele Menschen üben in der heutigen Zeit Berufe aus, bei denen man am Schreibtisch und oft am Computer sitzt. Dabei achtet man oft kaum auf seine Haltung. Es ist empfehlenswert, gerade am Arbeitsplatz Übungen regelmäßig einzuschieben. Deshalb soll dieses Übungsprogramm das Erste sein.

ÜBUNG 1

Mit dieser Bewegung können Sie die Gelenkschmiere immer wieder anregen, aber gleichzeitig auch die Kniemuskeln trainieren.

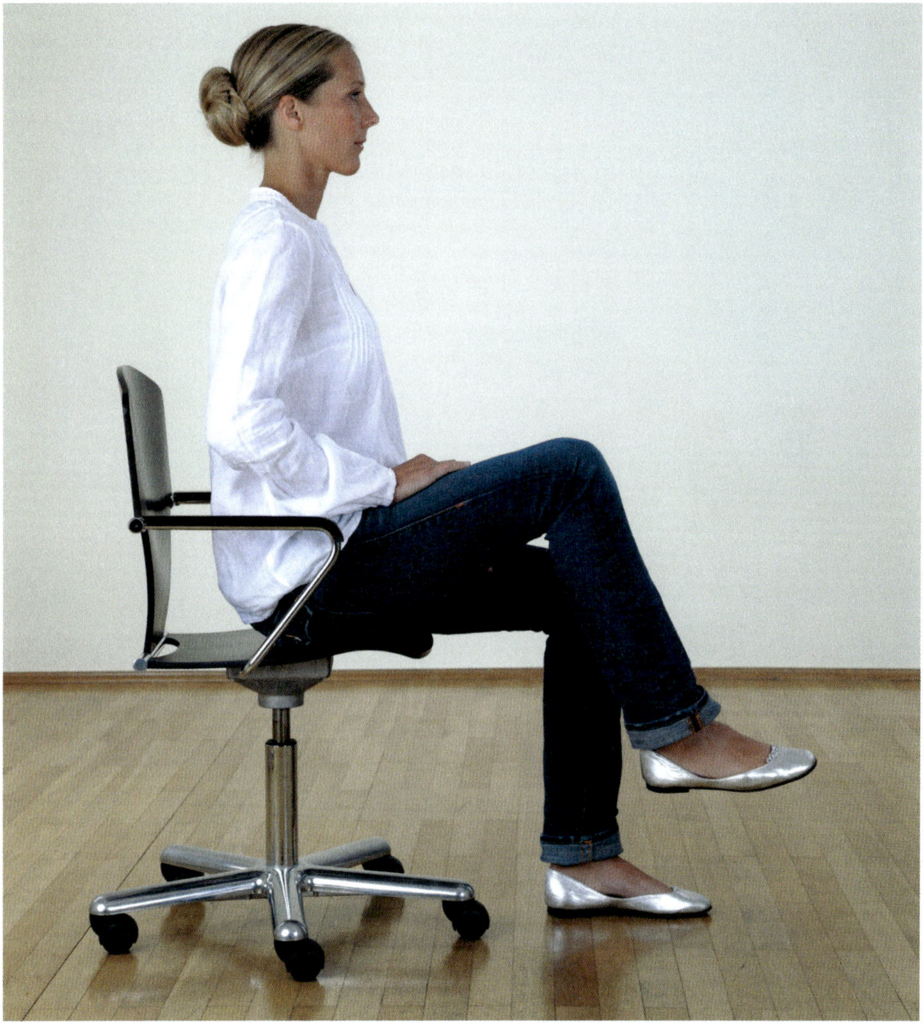

Rollen Sie den Schreibtischstuhl etwas zurück, sodass Sie Platzfreiheit haben. Setzen Sie sich auf das vordere Drittel des Stuhls und lassen Sie die Hände auf den Oberschenkeln ruhen.

- Dann das rechte Knie anheben und so tun, als ob Sie mit diesem Bein Radfahren. Führen Sie die Radfahrbewegung ausgiebig aus; 10-15 Sekunden; dann mit dem anderen Bein.

Hinweis: Führen Sie diese Übung auch häufig an anderen Orten aus, z. B. auf dem Esszimmerstuhl, auf einer Bank oder auf dem Sofa.

ÜBUNG 2

KRÄFTIGUNG DER HINTEREN OBERSCHENKELMUSKULATUR

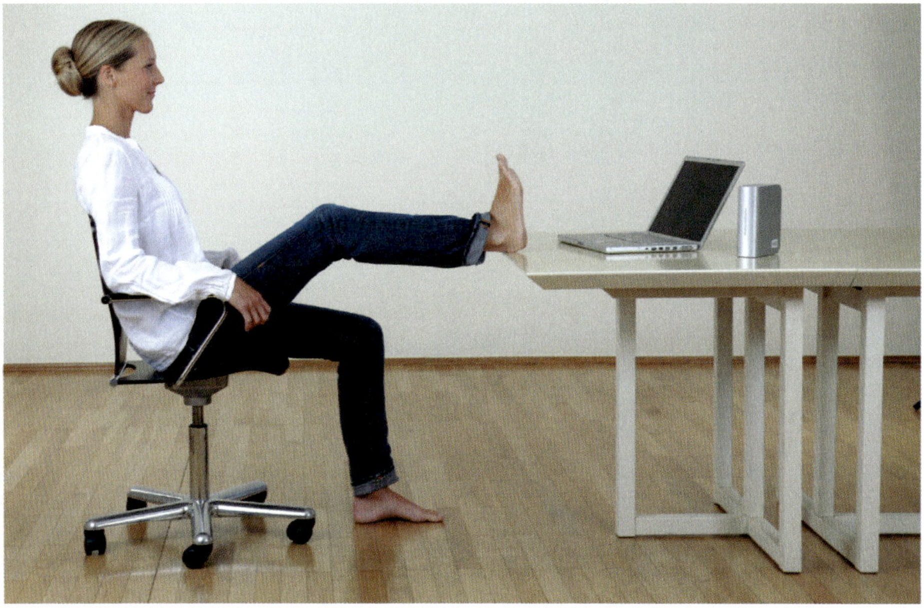

Setzen Sie sich auf dem Schreibtischstuhl ganz zurück und lehnen Sie den geraden Rücken an die Lehne an. Die Unterarme ruhen auf den Armstützen.

- Legen Sie dann die Ferse eines Fußes, möglichst ohne Schuh, auf die Schreibtischplatte. Das Knie soll jetzt ein wenig gebeugt sein.
- Drücken Sie dann die Ferse kräftig nach unten auf die Platte und spüren Sie die Anspannung im hinteren Oberschenkelmuskel. Die Spannung 6-10 Sekunden halten, dann die Seite wechseln.

Hinweis: Falls Ihnen die Schreibtischplatte zu hoch ist, können Sie den Fuß mit der Ferse auch auf einen Schemel oder Hocker stellen.

ÜBUNG 3
ATMUNG UND KRÄFTIGUNG DER OBERSCHENKELRÜCKSEITE

- Setzen Sie sich aufrecht auf einen Stuhl vor den Schreibtisch und legen Sie die Hände bequem auf die Schreibtischplatte oder die Oberschenkel.
- Drücken Sie dann eine Ferse kräftig in den Boden und atmen Sie dabei langsam aus. Der Druck der Ferse wird anhaltend kräftiger und durch die Ausatmung unterstützt.
- Atmen Sie langsam und lange aus und halten Sie die Druckspannung mit der Ferse genau so lange aus.
- Einatmend wieder locker lassen. Im Wechsel mit dem anderen Bein üben.

Hinweis: Noch effektiver wird diese Übung, wenn Sie beim Ausatmen und Ferse-nach-unten-Drücken den Beckenboden anspannen.

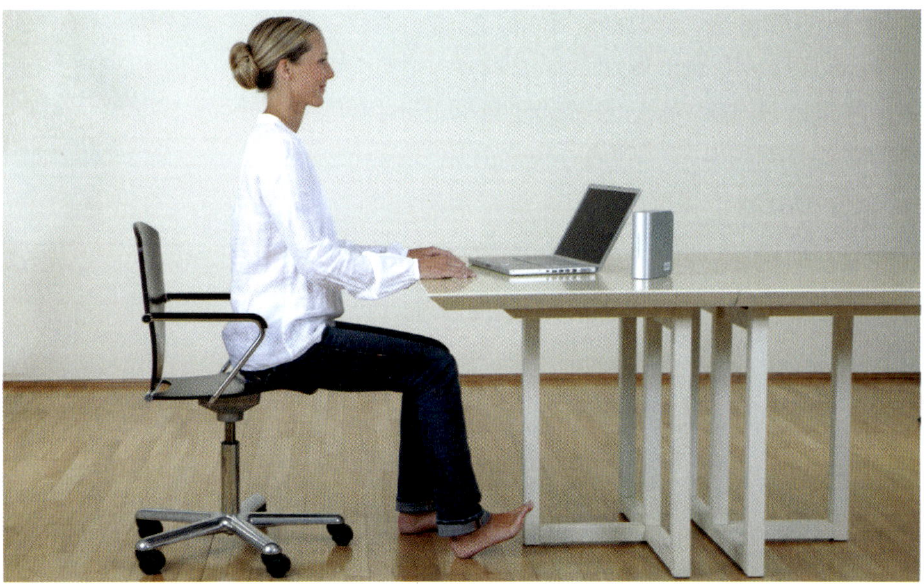

Variation 1

Sie können während des normalen Schreibens am Computer ab und zu die Ferse nach unten drücken und dadurch nebenbei für eine Beinkräftigung sorgen.

- Außerdem wirkt sich diese Übung auch positiv auf die Lendenwirbelsäule und die Haltung aus.

Variation 2

- Im schnellen Wechsel die rechte und linke Ferse nacheinander nach unten drücken.
- Diese Übung kann auch sehr gut auf einem Balance Pad, das Sie unter dem Schreibtisch liegen haben, ausgeführt werden.

Hinweis: Diese Übung und die Variationen tun nicht nur den Knien gut, sondern entlasten auch Ihre Venen. Langes Sitzen führt oft zu Venenstau und schweren Beinen.

ÜBUNG 4

DEHNUNG DER HINTEREN OBERSCHENKELMUSKULATUR

- Legen Sie wie bei Übung 2 wieder die Ferse eines Beins auf den Schreibtisch. Diesmal dürfen Sie das Bein ganz strecken.
- Dann ziehen Sie den Fuß dieses Beins nah in Richtung Körper. Jetzt spüren Sie die Dehnung vor allem in der Wadenmuskulatur und der Kniekehle.
- Die Dehnung 20-30 Sekunden halten. Das Ganze im Wechsel mit dem anderen Bein üben.

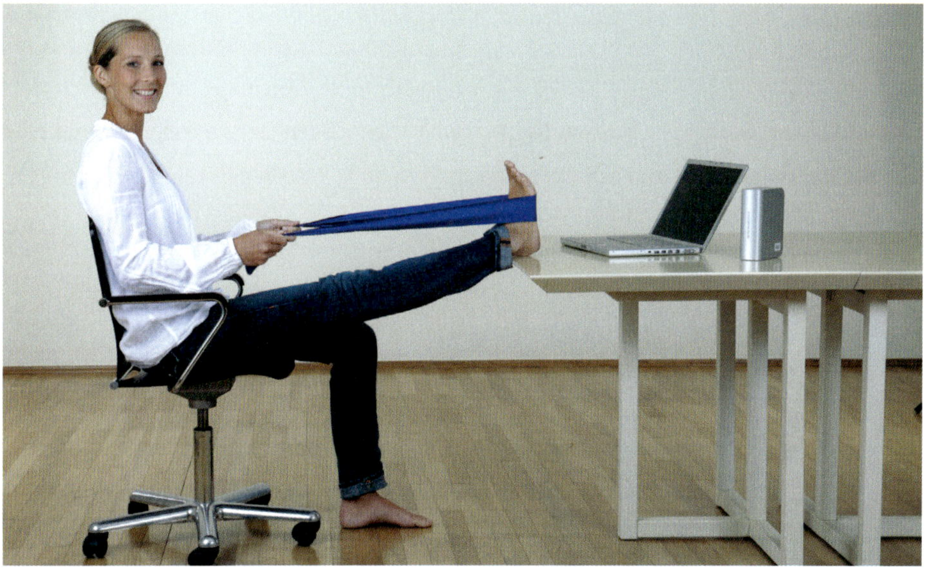

Variation 1:

Noch besser gelingt diese Übung, wenn man ein Seil, einen Gürtel, einen Schal, ein Handtuch oder ein Thera-Band® um den Fuß des angehobenen Beins legt und dann den Fuß zu sich heranzieht. Das Bein bleibt dabei gestreckt.

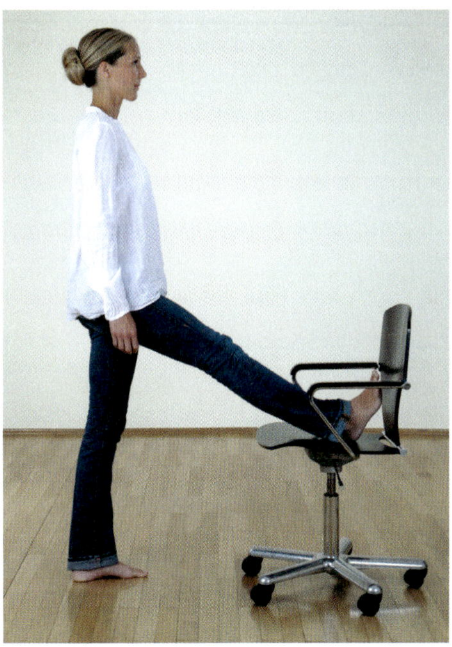

Variation 2:

Sie können diese Übung auch im Stehen vor dem Schreibtischstuhl ausführen. In diesem Fall legen Sie die Ferse auf die Sitzfläche des Stuhls. Dann das Bein strecken und den Fuß zu sich heranziehen; eventuell mit Thera-Band® oder etwas Ähnlichem.

ÜBUNG 5

KRÄFTIGUNG UND GELENKSCHMIERE ANREGEN

Für diese Übung benötigen Sie zwei Noppenbälle (etwa 10 cm Durchmesser). Dies ist eine sehr schöne, angenehme und effektive Übung. Noppenbälle sollten in keinem Büro fehlen.

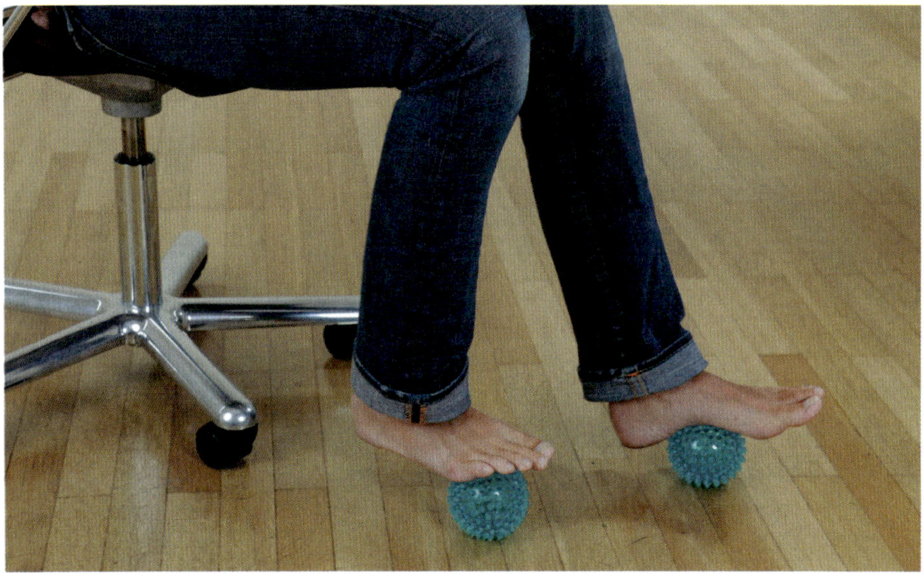

Setzen Sie sich aufrecht auf einen Stuhl vor dem Schreibtisch. Die Knie können sich ruhig unter dem Schreibtisch befinden. Sie stehen etwa hüftbreit auseinander.

- Legen Sie beide Noppenbälle unter je einen Fuß und rollen Sie dann zuerst den rechten Fuß 10-20 x geradeaus vor und zurück; danach den linken. Wechselseitig üben.

Variation 1: Während Sie einen Fuß nach vorne rollen, rollen Sie den anderen zurück. – Zur Abwechslung können Sie auch den vorrollenden Fuß leicht nach außen rollen. Führen Sie diese Übung ab und zu auch abends vor dem Fernseher oder beim Zeitunglesen aus.

ÜBUNG 6

DEHNUNG DER BEININNENSEITE

Bei dieser Übung brauchen Sie zur Seite hin Beinfreiheit.

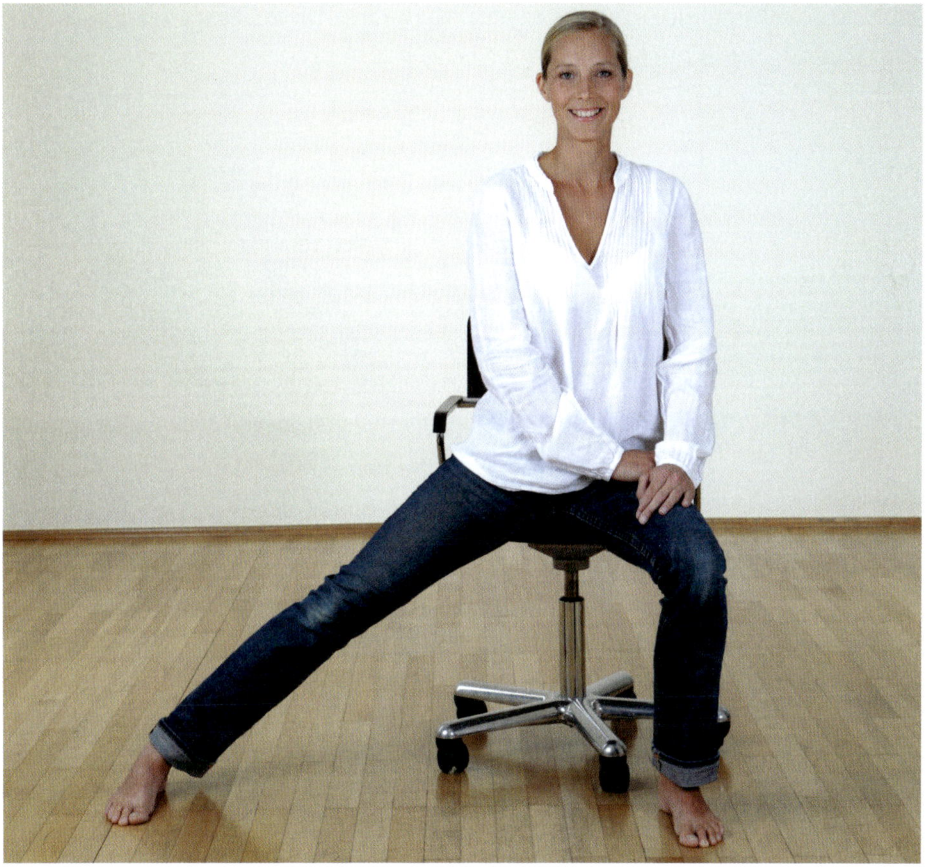

Setzen Sie sich aufrecht auf das vordere Drittel des Schreibtischstuhls und spreizen Sie dann das rechte Bein ab und strecken es zur Seite. Die Hände können Sie auf dem Ruhebein ablegen. Der Fuß des linken Beins zeigt leicht nach außen und das linke Knie zeigt über die Zehenspitzen.

- Schieben Sie nun die Ferse des rechten Fußes seitlich weit weg, bis Sie eine Dehnung an der Oberschenkelinnenseite spüren. Beide Füße zeigen dabei nach vorn.
- Halten Sie die Dehnung 20-30 Sekunden, dann das Bein zurückführen und der Dehnung nachspüren. Im Wechsel mit dem anderen Bein üben.

6.2 ÜBUNGSPROGRAMM 2 – ÜBUNGEN AM TISCH

Die Übungen auf einem Tisch oder einer anderen Erhöhung sind ganz besonders zu empfehlen, da das Gelenk in dieser Position durch Zug wunderbar entlastet wird. Zudem kann die Gelenkschmiere so am besten angeregt werden. Diese Übungen sind auch nach Knieoperationen sehr empfehlenswert.

ÜBUNG 1

GELENKSCHMIERE ANREGEN

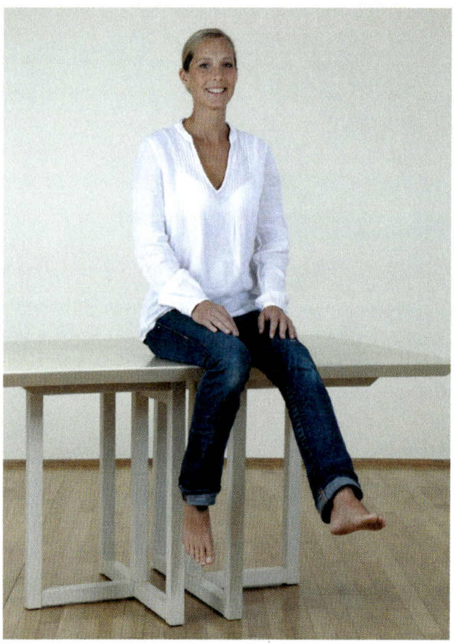

Setzen Sie sich auf einen Tisch, einen höhenverstellbaren Stuhl oder eine andere Erhöhung, sodass Sie die Unterschenkel herunterhängen lassen können, ohne dass die Füße den Boden berühren. Die Knie sind hüftbreit geöffnet.

- Dann pendeln Sie die Unterschenkel locker gegengleich vor und zurück. Die Bewegungen sollten klein, locker und ohne großen Muskelaufwand durchgeführt werden.
- 1-3 Minuten oder länger ausführen. In dieser Haltung sorgt schon allein das Gewicht der herabhängenden Unterschenkel durch Zug für Entlastung der Kniegelenke.

Hinweis: Zur Steigerung der entlastenden Wirkung können Gewichtsmanschetten (0,5-1 kg) angebracht werden. Übertreiben Sie dabei aber keinesfalls mit dem Gewicht – hier gilt nicht die Devise „Viel hilft viel!" Eine höhere Anzahl von Übungswiederholungen bringt mehr als zu schwere Gewichte.

Variation 1

Pendeln Sie zuerst das rechte Bein hin und her, dann das linke.

Variation 2

Kreisen Sie beide Unterschenkel aus den Kniegelenken heraus gegeneinander; zuerst in die eine Richtung, dann in die andere.

ÜBUNG 2

GELENKSCHMIERE ANREGEN UND MOBILISATION DES KNIEGELENKS

Diese Übung besteht aus zwei Teilen: Setzen Sie sich wieder aufrecht auf den Tisch und lassen Sie beide Unterschenkel herabhängen. Die Füße sind locker.

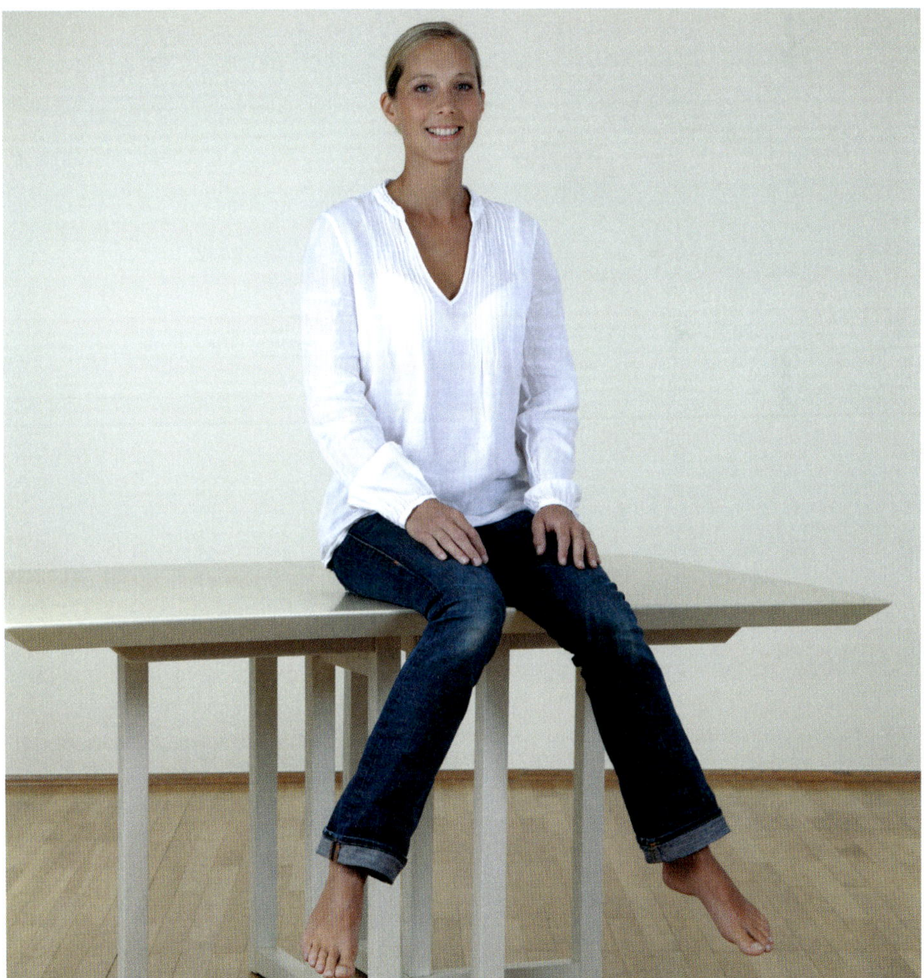

Bewegen Sie dann die Unterschenkel im Wechsel nach außen und innen.

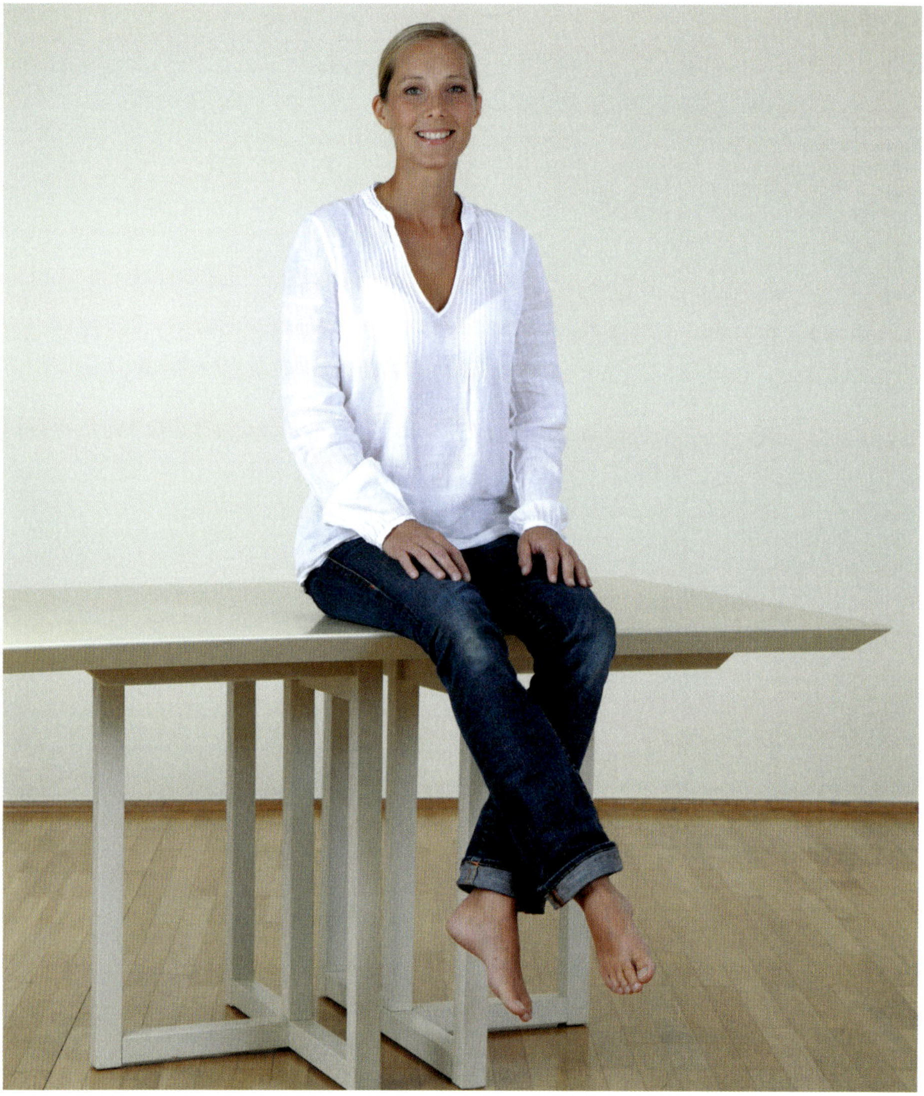

Wenn Sie sie nach innen bewegen, dürfen sie sich überkreuzen. Diese Bewegung geschieht ganz locker aus den Knien heraus. 4-8 x wiederholen.

- Dann halten Sie die Oberschenkel und Knie ruhig; sie befinden sich wieder hüftbreit auseinander. Lassen Sie beide Unterschenkel sanft gegeneinander 4 x in eine Richtung, dann in die andere Richtung kreisen.
- Die ganze Übung 4-6 x wiederholen.

ÜBUNG 3
KRÄFTIGUNG DER KNIESTRECKMUSKULATUR

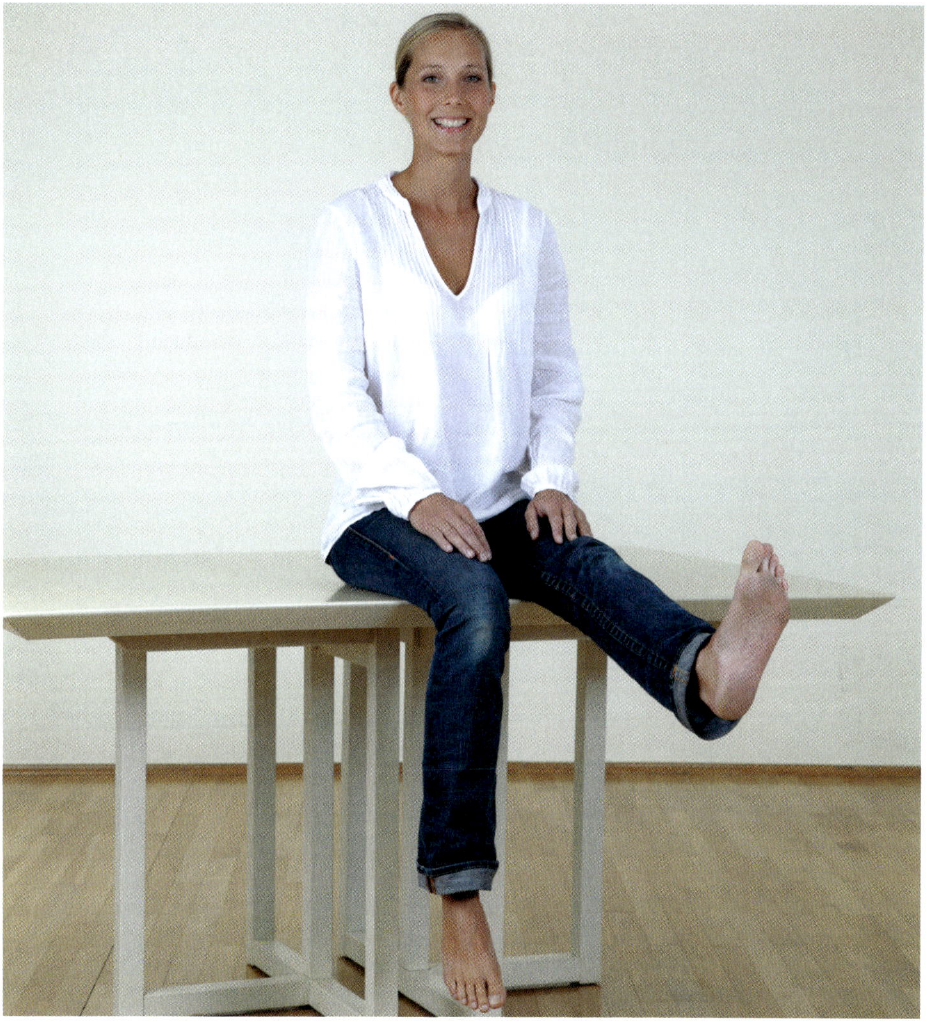

Setzen Sie sich wieder wie oben aufrecht auf einen Tisch oder eine entsprechende Erhöhung, sodass Sie die Unterschenkel locker herunterhängen lassen können.

- Beugen Sie dann einen Fuß an und ziehen Sie die Fußspitze nach oben. Strecken Sie unter dieser Spannung das Knie bzw. den Unterschenkel nach vorn, dann wieder beugen. 6-10 x, dann die andere Seite.

Variation: Auch sehr angenehm und effektiv: Wie oben ein Bein nach vorne strecken und anschließend das Bein locker auspendeln lassen. Im Wechsel mit dem anderen Bein üben.Pendeln Sie so lange, wie Sie wollen. Das Pendeln ist eine wunderbare Übung für das Knie. Das Gelenk ist dabei auch sehr gut entlastet.

Hinweis: Diese Übung lege ich Ihnen besonders ans Herz, wenn Sie den Knorpel lange erhalten wollen und wenn Ihre Knie im Alltag stark belastet sind.

ÜBUNG 4

KRÄFTIGUNG DER KNIESTRECKER OHNE ZU GROSSE BELASTUNG DES KNIEGELENKS

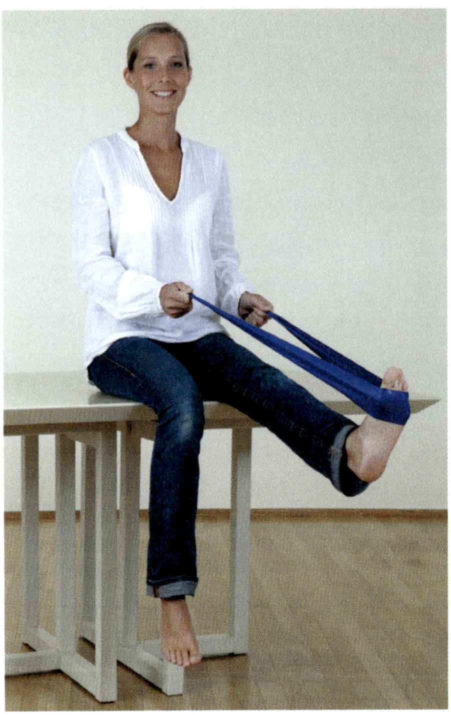

Für diese Übung benötigen Sie ein Thera-Band®. Legen Sie es neben sich auf den Tisch.

Setzen Sie sich wieder aufrecht auf einen Tisch oder eine ähnliche Erhöhung und lassen Sie die Unterschenkel schwer nach unten hängen. Beugen Sie den rechten Fuß an und legen Sie nun das Thera-Band® um den rechten Fußballen (Vorfuß). Halten Sie beide Thera-Band®-Enden mit den Händen rechts und links so fest, dass das Band gespannt ist.

- Beugen und strecken Sie dann das rechte Bein gegen den Bandwiderstand 6-10 x. Im Wechsel mit dem anderen Bein üben.

Hinweis: Sie können, je nach Trainingszustand, das Band mehr oder weniger stark spannen.

ÜBUNG 5
KRÄFTIGUNG UND LOCKERUNG

Diese Übung besteht auch aus zwei Teilen.

Setzen Sie sich wieder aufrecht auf einen Tisch und lassen Sie die Unterschenkel schwer nach unten hängen. Legen Sie dann das Thera-Band® um beide Fußballen. Die Knie und die Füße sind dabei hüftbreit geöffnet. Das Thera-Band® ist wieder so stark gespannt, wie Sie es als angenehm empfinden.

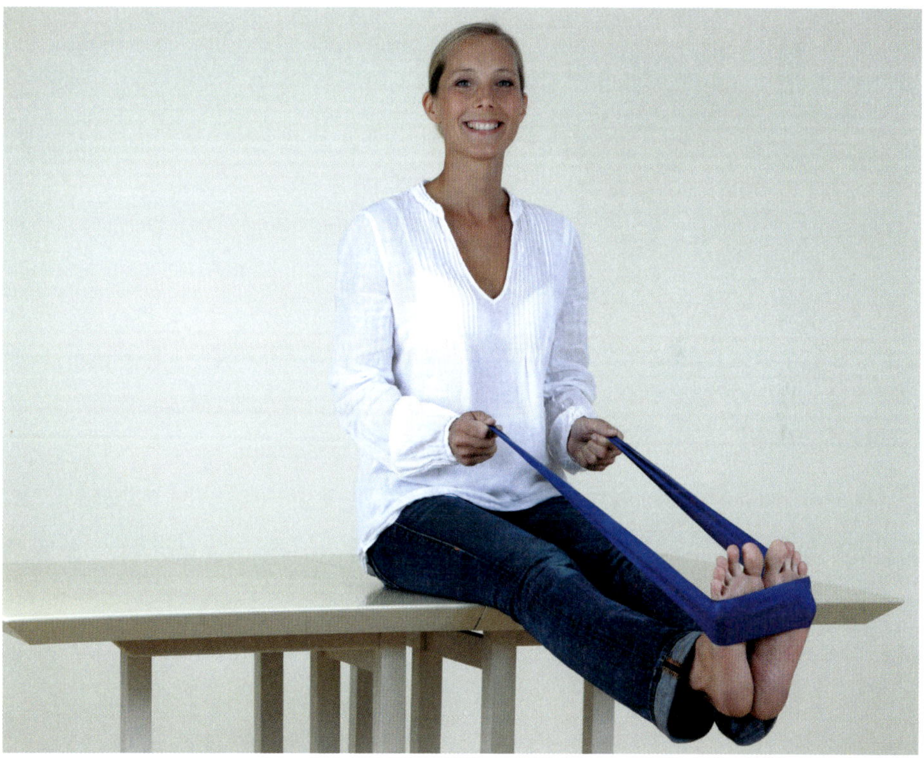

Beugen und strecken Sie beide Füße mit dem Thera-Band® 4 x. Beim fünften Mal halten Sie die Beine gestreckt nach vorne; die Füße sind immer noch hüftbreit auseinander.

- Jetzt die Füße 8 x gegen den Widerstand des Thera-Bandes® in ganz kleinen, minimalen Bewegungen nach außen wippen.
- Den gesamten Durchgang 4 x wiederholen.

ÜBUNG 6

DEHNUNG DES WADENMUSKELS (KNIEBEUGER) UND DER ACHILLESSEHNE

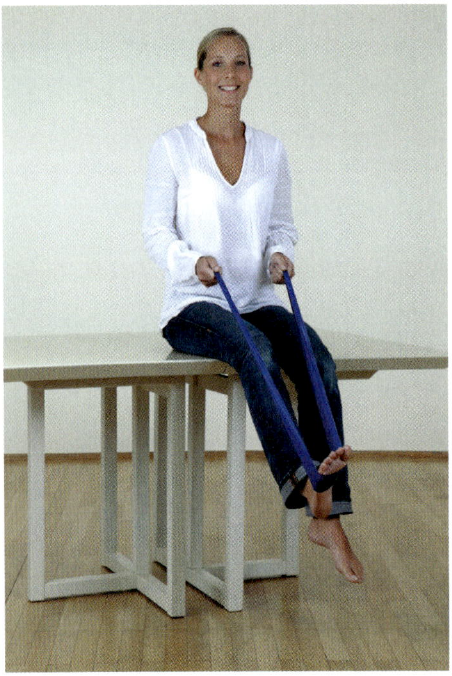

Legen Sie wieder ein Thera-Band® neben sich und setzen Sie sich aufrecht auf einen Tisch oder eine andere Erhöhung. Lassen Sie die Unterschenkel einige Male locker baumeln.

- Legen Sie dann ein Thera-Band® um den rechten Vorfuß und strecken Sie das Bein nach vorne aus, sodass das Knie sich in der Verlängerung des Oberschenkels befindet. Halten Sie das Band rechts und links neben sich mit beiden Händen gespannt fest.
- Lassen Sie dann den Unterschenkel mit dem leicht gespannten Thera-Band® 8 x vor und zurück baumeln.
- Dann lassen Sie das Bein etwa waagerecht nach vorne gestreckt und ziehen mit dem Thera-Band® den Fuß in Richtung Körper. Dabei werden Sie eine Dehnspannung im Wadenmuskel und in der Achillessehne spüren.

6.3 ÜBUNGSPROGRAMM 3 – ÜBUNGEN AN DER TREPPE

Einer der im Alltag belastendsten Bewegungsabläufe für das Knie ist das Treppensteigen, insbesondere das Treppenhinabgehen. Die Übungen in diesem Übungsprogramm machen den Bewegungsablauf klarer und stärken die dafür zuständigen Knie- und Beinmuskeln.

Das Treppengeländer können Sie als Gleichgewichtshilfe (nicht als Stützhilfe; außer nach „frischen" Knieoperationen) benutzen.

Für die meisten Übungen können Sie auch einen Schemel oder ein Fußbänkchen benutzen. Falls Sie all dies nicht in unmittelbarer Nähe haben, tun es auch zwei oder drei Telefonbücher.

ÜBUNG 1
LOCKERUNG UND KRÄFTIGUNG

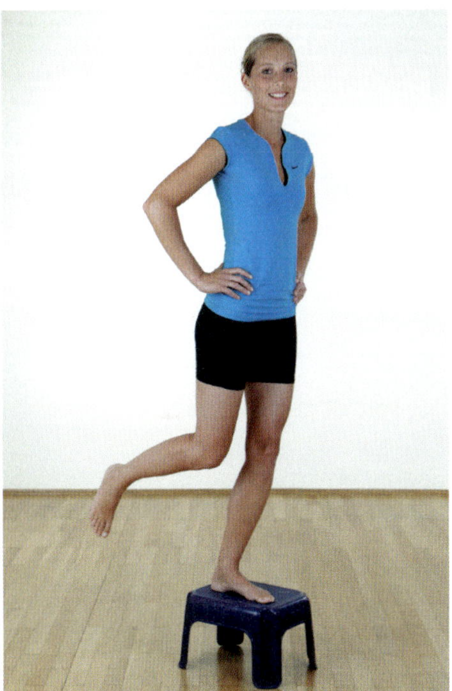

Dies ist eine sehr angenehme Lockerungsübung für das Spielbein, während gleichzeitig die Kniestreckmuskulatur des Standbeins gekräftigt wird.

Stellen Sie sich seitlich auf die unterste Stufe einer Treppe und stützen Sie sich mit den Händen vorne am Geländer oder an einer Wand ein wenig ab.

- Beugen Sie das Knie des Standbeins leicht und lassen Sie das Spielbein schwer nach unten hängen.
- Pendeln Sie es dann leicht und locker, ohne Kraftaufwand, vor und zurück, 20-30 Sekunden. Drehen Sie sich dann um und pendeln Sie mit dem anderen genauso lange.

Hinweis: Achten Sie beim Stand darauf, dass das Knie nicht nach innen oder außen, sondern über die Fußspitzen zeigt. Wenn Sie wollen, können Sie beim Spielbein eine Gewichtsmanschette (0,5-1 kg) benutzen.

ÜBUNG 2

KRÄFTIGUNG UND WAHRNEHMUNG DER BEINMUSKULATUR BEIM TREPPABGEHEN

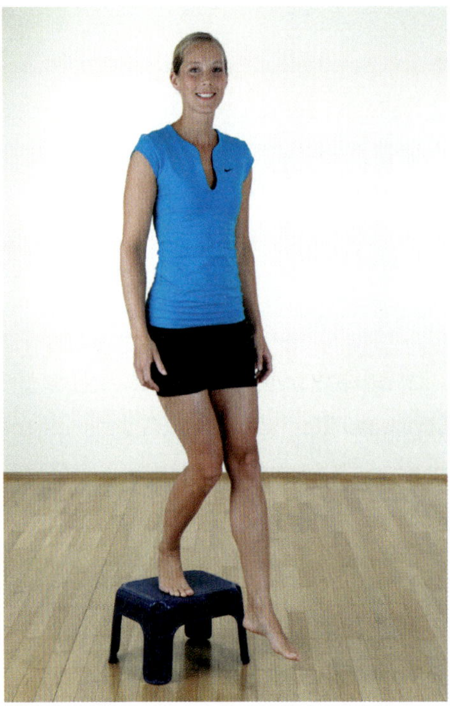

Stellen Sie sich auf die unterste Stufe einer Treppe, als ob Sie hinuntergehen wollten, also mit dem Blick nach vorne.

- Tun Sie so, als ob Sie mit einem Fuß herabsteigen, aber tippen Sie nur mit der Fußspitze kurz unten auf dem Boden auf und ziehen Sie den Fuß wieder zurück. Das Knie des Standbeins wird dabei gebeugt und gestreckt.
- Die Streckmuskeln werden bei diesem Bein spürbar gekräftigt. Außerdem bekommt man mehr Sicherheit beim alltäglichen Treppenhinabgehen. 10-20 x, dann mit dem anderen Bein üben.

Hinweis: Achten Sie unbedingt darauf, dass das Knie des Standbeins nicht nach innen oder außen zeigt, sondern gerade nach vorne über die Fußspitzen.

Variation 1

Führen Sie diese Bewegung im flüssigen Wechsel mit dem anderen Bein aus.

Variation 2

Tippen Sie mit der rechten Fußspitze nach unten und beugen und strecken Sie dann das Standbein 6-10 x; im Wechsel mit dem anderen Bein üben.

Mein Rat

Wandern Sie gern in den Bergen? Dann vergessen Sie die beliebte Streckenwahl „mit der Bergbahn hinauf und zu Fuß wieder hinab". Der „mühsame" Aufstieg trainiert Herz, Kreislauf und Muskeln, während der vermeintlich leichte Abstieg eine Strapaze für Knöchel, Knie- und Hüftgelenke ist.

ÜBUNG 3

KRÄFTIGUNG DER BEINMUSKULATUR UND WAHRNEHMUNG DER KNIEBALANCE

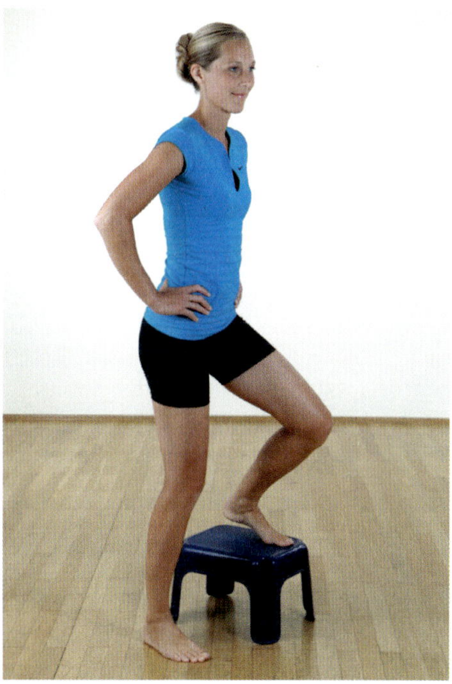

Stellen Sie sich seitlich auf die oberste Stufe einer Treppe, sodass Sie die Hände auf das Geländer legen können.

- Steigen Sie dann mit dem vorderen Bein seitlich auf die untere Stufe, anschließend wieder hinab.
- 6-10 x langsam, aber in einem flüssigen Bewegungsablauf die Stufen runter- und wieder hinaufsteigen.
- Dann drehen Sie um und wechseln die Seite und wiederholen die gesamte Übung noch einmal.

Variation 1

Gehen Sie seitlich die ganze Treppe hinab und wieder hinauf.

Variation 2

- Steigen Sie zuerst mit dem vorderen Bein seitlich auf die unterste Stufe, dann mit dem zweiten Bein.
- Bleiben Sie einen Moment auf beiden Füßen stehen. Beugen und strecken Sie die Knie 4-6 x auf der Stelle. Steigen Sie dann auf die gleiche Weise auf die nächsten Stufen. Achten Sie dabei auf eine aufrechte Haltung.

Hinweis: Variieren Sie die Übung, wenn Sie sich sicher fühlen, indem Sie Treppenstufen unterschiedlicher Höhe benutzen. Es eignen sich auch Fußbänkchen oder Mäuerchen.

ÜBUNG 4

KRÄFTIGUNG UND BEWUSSTES WAHRNEHMEN DER TREPPENGEHBEWEGUNG

Dies ist die sehr wirkungsvolle „Schmidtchen-Schleicher-Übung".

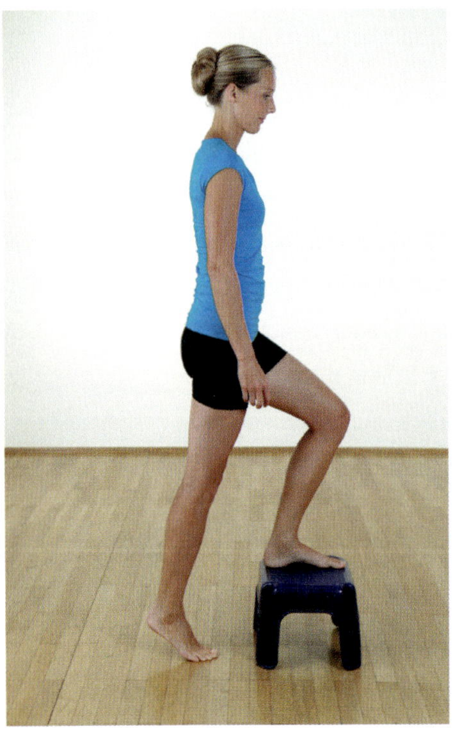

Gehen Sie ganz bewusst die Stufen einer Treppe hoch und danach wieder runter.

- Wiederholen Sie dies einige Male.
- Führen Sie diese Übung besonders langsam, schleichend und geräuschlos aus.
- Nehmen Sie dabei das Treppengehen bewusst wahr: Wie Sie den Fuß beim Nachuntengehen aufsetzen und abrollen und wie Sie sich beim Nachobengehen mit dem hinteren Fuß abdrücken.
- Nehmen Sie die Kniestellung wahr: Wie sich das Knie in einer Linie mit der Fußspitze befindet.
- Je langsamer Sie diese Bewegung ausführen, umso mehr werden auch die Beinmuskeln gekräftigt.

- Wenn Sie eine Hand am Geländer haben, können Sie geradeaus schauen und den Kopf aufrecht halten.
- Legen Sie bei dieser Übung doch auch einmal ein Buch auf den Kopf, sodass der ganze Oberkörper aufrecht bleibt.

Hinweis: Nehmen Sie sich ein Beispiel an den Bewegungen einer sich anschleichenden Katze. Beobachten Sie, wie diese sich ganz langsam und kontrolliert bewegt, jede Pfote so sanft aufsetzt, dass keinerlei Geräusch hörbar wird. Versuchen Sie ab und zu, ebenso lautlos aufzutreten.

ÜBUNG 5
DEHNUNG DER KNIESTRECKER UND DES INNEREN HÜFTLENDENMUSKELS

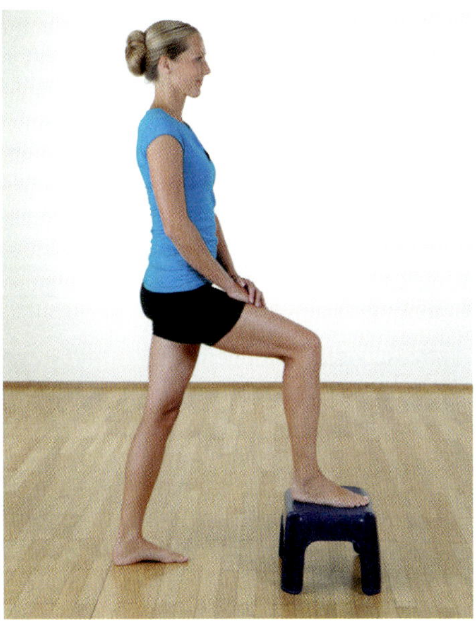

Stellen Sich frontal vor eine Treppe und machen Sie mit einem Bein einen großen Schritt auf die zweite oder dritte Treppenstufe (je nach Körpergröße und Trainingszustand). Beide Füße zeigen nach vorne; das hintere Bein ist jetzt gestreckt, das vordere gebeugt.

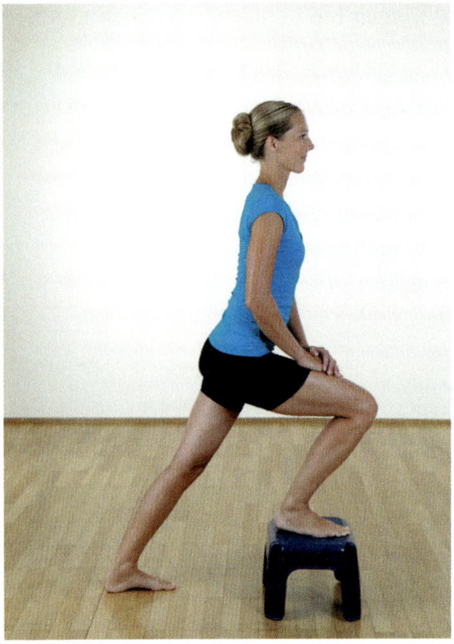

Verlagern Sie das Gewicht auf das vordere Bein und legen Sie beide Hände auf diesem Oberschenkel ab. Der Rücken bleibt dabei aufrecht, ebenso Kopf und Hals. Sie spüren jetzt eine Dehnspannung in der Leiste des gestreckten Beins.

- Um die Dehnung noch zu verstärken, können Sie diese Leiste noch bewusst etwas nach vorne schieben (und eventuell den Gesäßmuskel auf dieser Seite anspannen).
- Halten Sie die Dehnung 20-30 Sekunden und lassen Sie den Atem ruhig weiterfließen. Dann das Bein zurückstellen. Im Wechsel mit der anderen Seite üben.

ÜBUNG 6

DEHNUNG DER WADENMUSKULATUR UND DER SCHIENBEINMUSKULATUR

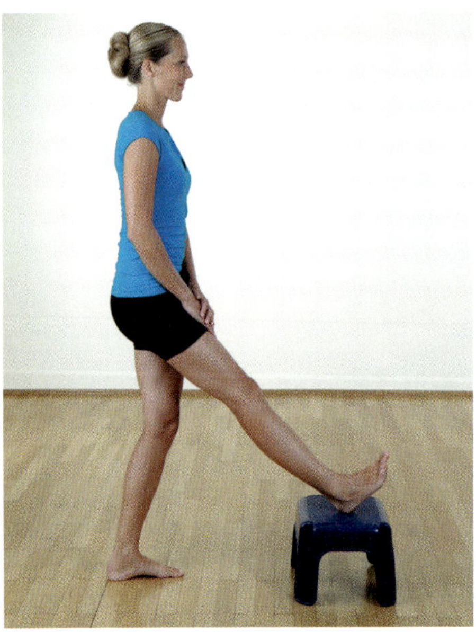

Stellen Sie sich frontal vor eine Treppe; wenn Sie wollen, können Sie sich mit einer Hand am Geländer festhalten.

- Heben Sie dann ein Bein an und setzen Sie die Ferse auf die zweite, dritte oder (je nach Trainingszustand) vierte Stufe. Die Fußspitze des Standbeins zeigt nach vorne in Richtung Treppe. Das Knie ist ein klein wenig gebeugt. Das andere Bein ist gestreckt.
- Ziehen Sie nun den Fuß des aufgelegten Beins zum Körper hin an und spüren Sie dabei die deutliche Dehnung in der Wadenmuskulatur sowie in der Achillessehne.

- Die Dehnung 20-30 Sekunden halten; danach strecken Sie die Fußspitze dieses Beins nach vorne und spüren die Dehnung in der vorderen Schienbeinmuskulatur sowie im Fußrist.
- Halten Sie diese Dehnung ebenfalls 20-30 Sekunden; danach das Bein absetzen.

Spüren Sie einen Moment nach, wie sich die gedehnte Muskulatur wieder zusammenzieht, im Wechsel mit dem anderen Bein üben.

Variation 1

Um die Beininnenseite zu dehnen, führen Sie die Übung wie oben aus, drehen jedoch den Fuß des Standbeins nach außen.

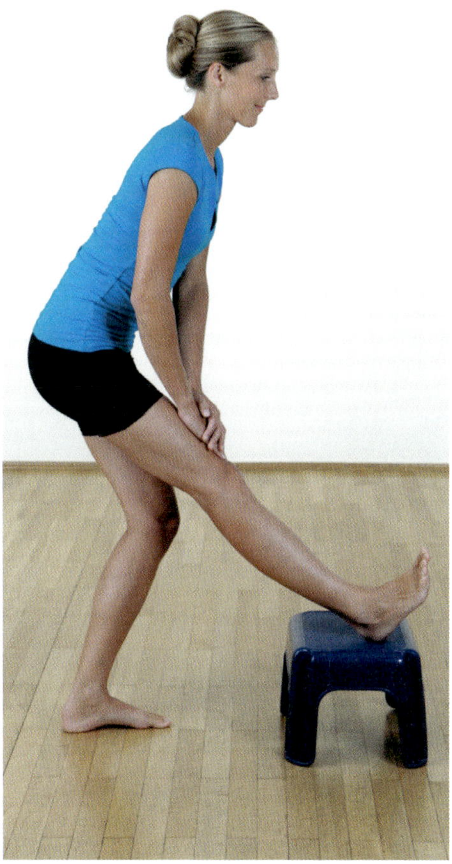

Variation 2

Um auch die Oberschenkelrückseite zu dehnen, führen Sie die Übung wie am Anfang aus, beugen jedoch den Oberkörper (mit geradem Rücken) aus den Hüftgelenken heraus ein klein wenig nach vorne.

6.4 ÜBUNGSPROGRAMM 4 – ÜBUNGEN AM TÜRRAHMEN

Ob im Büro, an einem anderen Arbeitsplatz oder zu Hause: in jedem Gebäude steht uns ein Türrahmen zur Verfügung. Auch dieser kann sehr gut für Übungen benutzt werden.

ÜBUNG 1

HALTUNG UND LOCKERUNG; PENDELN

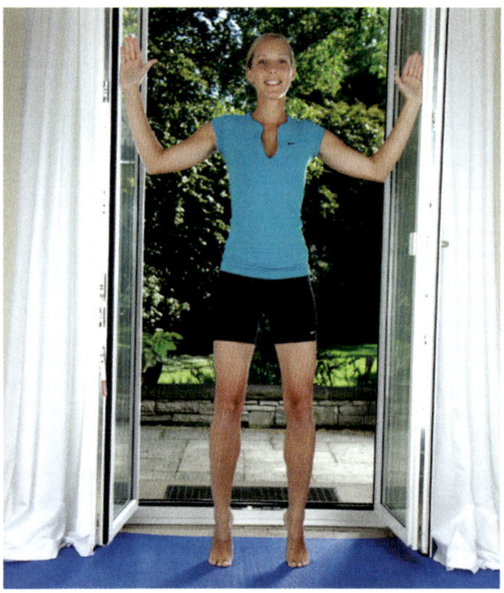

Stellen Sie sich mitten in den Türrahmen, sodass Ihre beiden Körperseiten zum Türrahmen zeigen. Legen Sie beide Hände mit den Außenseiten (Kleinfingerseiten) an beide Türrahmen und drücken Sie sie leicht dagegen. Ihre Haltung sollte dabei gerade und aufrecht sein. Die Knie sind leicht gebeugt und die Füße stehen hüftbreit; die Fußspitzen zeigen nach vorne.

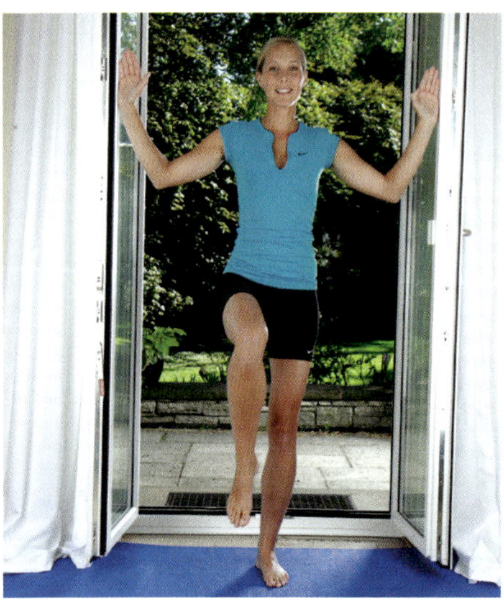

Heben Sie nun ein Knie bis fast zur Waagerechten an und pendeln Sie diesen Unterschenkel leicht und locker, ohne Kraftaufwand, vor und zurück; 20-30 Sekunden. Das Standbein ist dabei leicht gebeugt und der Fuß des Standbeins zeigt nach vorne. Im Wechsel mit dem anderen Bein üben.

Hinweis: Sie können für die Übungen auch ein Telefonbuch oder Balance Pad benutzen.

Variation: Nehmen Sie die Ausgangsposition wie oben ein, lassen Sie jedoch mit angehobenem Knie den Unterschenkel leicht und locker kreisen. Wechseln Sie dabei die Richtung – einmal rechts-, einmal linksherum.

ÜBUNG 2

KRÄFTIGUNG DER OBERSCHENKELMUSKELN UND HALTUNGSÜBUNG

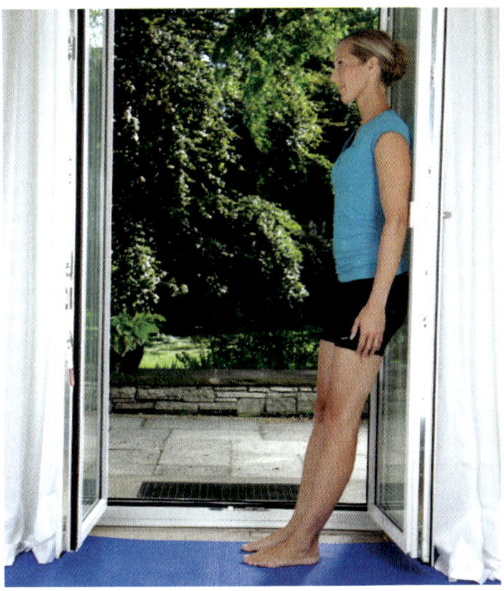

Stellen Sie sich mit dem Rücken gegen einen Türrahmen (oder eine andere glatte Fläche). Die Füße sind 30-40 cm von dem Rahmen entfernt (Länge Ihres Oberschenkels). Die Füße stehen hüftbreit auseinander und die Fußspitzen zeigen nach vorne.

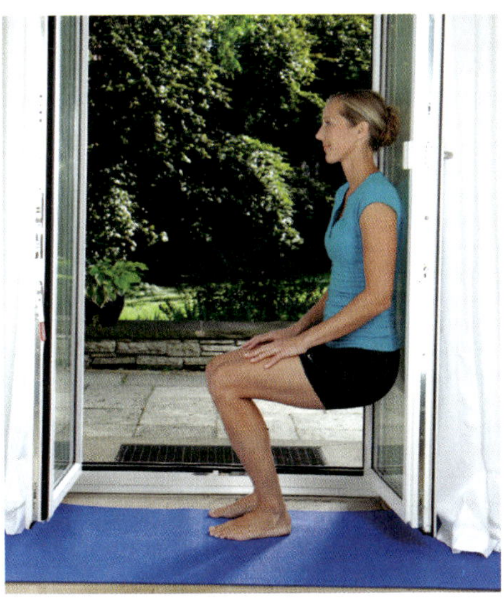

Beugen Sie nun die Knie und gleiten Sie mit dem Oberkörper angelehnt nach unten, bis die Knie im rechten Winkel sind. Bleiben Sie in dieser Stellung 6-10 Sekunden und lassen Sie dabei den Atem gelöst weiterfließen.

- Danach schieben Sie sich langsam wieder in die Ausgangsposition nach oben. Nach einer kurzen Pause wiederholen.

ÜBUNG 3

DEHNUNG DER OBERSCHENKELVORDERSEITE

Die Dehnung sollte an Übung 2 anschließen.

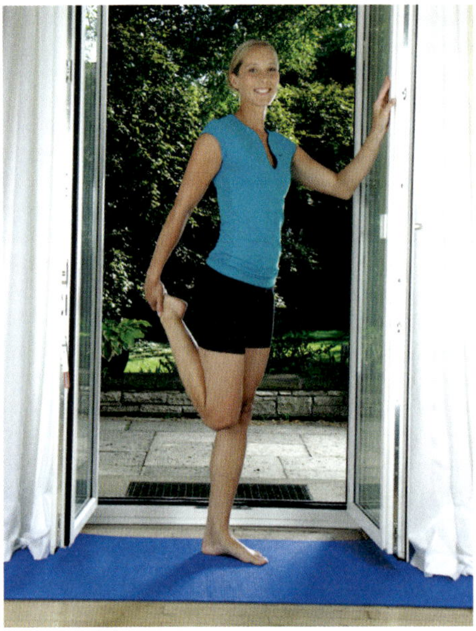

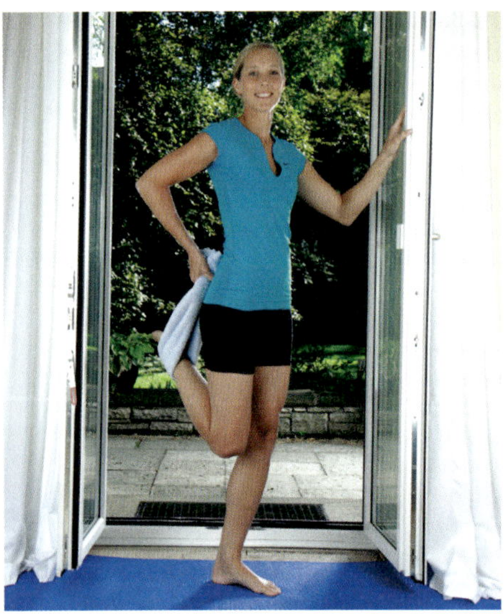

Stellen Sie sich vor einen Türrahmen und legen Sie die linke Hand daran.

Greifen Sie mit der rechten Hand den rechten Fuß und ziehen Sie die Ferse langsam und sanft in Richtung Gesäß. Nur so weit ziehen, bis sich eine Dehnspannung einstellt. Machen Sie dabei kein Hohlkreuz, sondern schieben Sie die Leiste etwas nach vorne.

- Die Dehnung 20-30 Sekunden halten, dann das Bein absetzen und mit dem anderen Bein üben. Das Knie darf dabei nicht schmerzen, ansonsten die Übung sofort abbrechen.

Variation

Falls Sie bei dieser Übung Knieprobleme haben sollten, können Sie auch das Fußgelenk in ein zusammengefaltetes Handtuch legen und den Fuß mit dem Handtuch (verlängerter Arm) in Richtung Gesäß ziehen.

ÜBUNG 4
MOBILISATION DES KNIEGELENKS

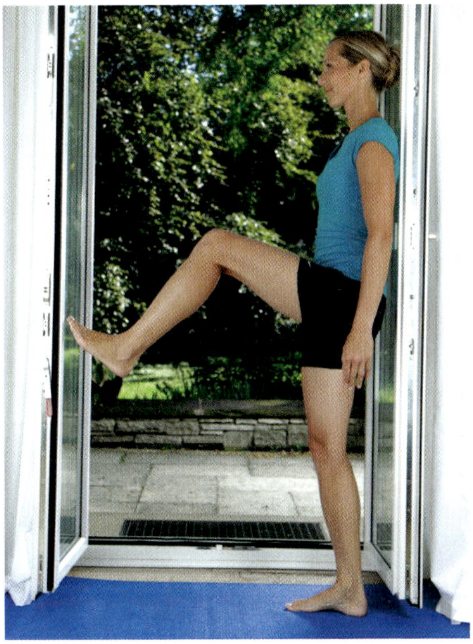

Stellen Sie sich wie bei Übung 2 mit dem Rücken gegen einen Türpfosten innerhalb des Türrahmens.

- Die Knie sind leicht gebeugt, die Fußspitzen zeigen nach vorne. Die Arme hängen locker herab.
- Heben Sie dann im Wechsel das rechte und linke Knie an und tippen Sie jeweils mit den Fußspitzen an den Türpfosten auf der anderen Seite.
- Beginnen Sie unten und tippen Sie dann jedes Mal ein klein wenig höher, dann wieder niedriger.

Variation:

Hierfür sollten Sie an dem Türpfosten stehen, an dem sich die Türangel befindet. Tippen Sie dann mit den Fußspitzen nicht innen, sondern jeweils an der Außenseite des Türpfostens rauf und runter.

Mein Rat

Viele der hier beschriebenen Übungen sind noch effektiver, wenn Sie im Schwimmbad in etwa hüfthohem Wasser trainieren. Durch die Schwerelosigkeit im Wasser werden die Gelenke geschont, während der Wasserwiderstand einen höheren Einsatz von Muskelkraft zur Bewegungsausführung erfordert.

ÜBUNG 5

KRÄFTIGUNG DER OBERSCHENKELINNENSEITE ODER -AUSSENSEITE

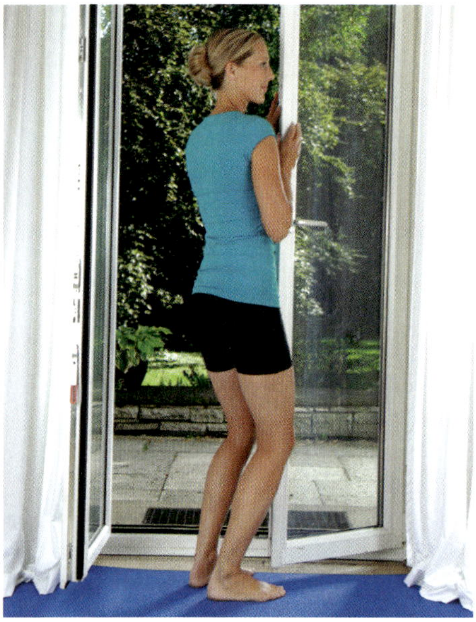

Stellen Sie sich vor einen Türpfosten oder eine offene Tür und legen Sie die rechte Hand an die eine Außenseite und die linke Hand an die andere Außenseite des Pfostens, bzw. eine Hand an die eine Türschnalle, die andere an die andere Türschnalle. Sie stehen einen kleinen Schritt vor dem Pfosten oder der Tür und die Knie sind leicht gebeugt.

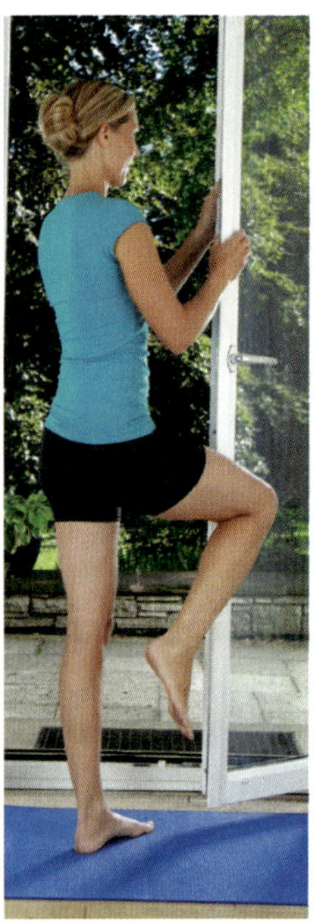

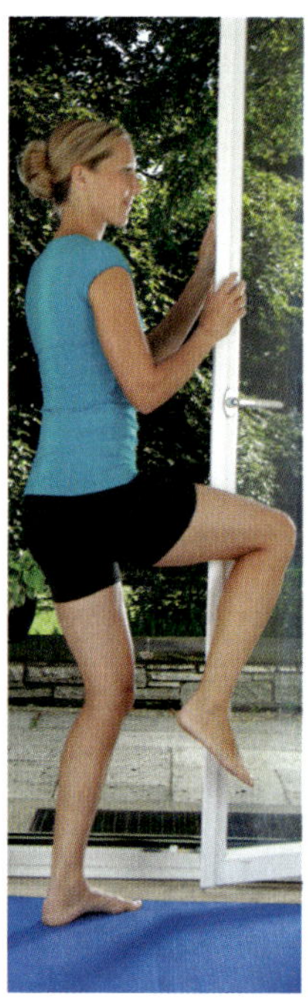

Heben Sie dann ein Knie etwas an und drücken die Innenseite des Oberschenkels gegen die Außenseite des Türpfostens bzw. eine Seite der Tür. Achten Sie darauf, dass die Fußspitze des Standbeins nach vorne zeigt und das Knie leicht gebeugt bleibt.

- Halten Sie die Spannung 6-10 Sekunden, dann locker lassen und das Bein abstellen. Abwechselnd mit dem anderen Bein üben.

Variation:

Diese Übung können Sie auch so üben, dass Sie die Außenseite des Oberschenkels gegen die andere Seite des Türpfostens oder

der Tür drücken. Achten Sie darauf, dass Sie nicht den Atem anhalten, während Sie mit dem Schenkel Druck ausüben. Der Atem sollte während der ganzen Übung ruhig fließen.

ÜBUNG 6

KRÄFTIGUNG DER OBERSCHENKELRÜCKSEITE

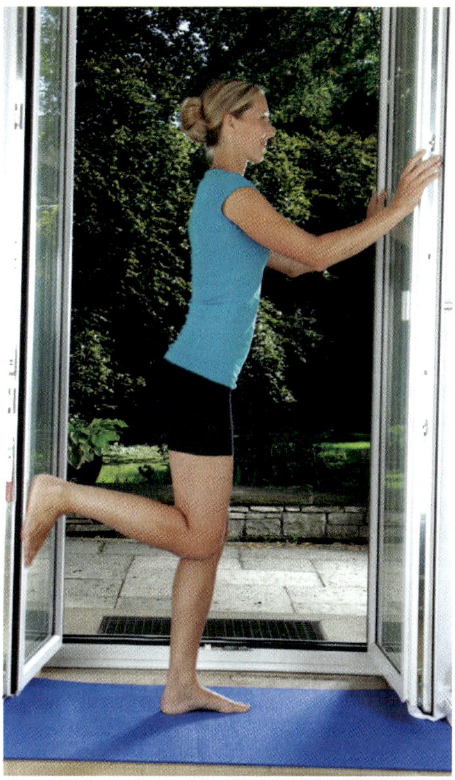

Stellen Sie sich in einen Türrahmen, und zwar nahe an den vorderen Türpfosten. Legen Sie die Hände etwa in Schulterhöhe vorne von außen an den Türpfosten, um einen guten Halt zu haben.

- Beugen Sie dann einen Unterschenkel hinten an, sodass er etwa waagerecht ist und legen Sie die Fußsohle an den Gegenpfosten. Das Standbein bleibt im Knie leicht gebeugt und die Fußspitze zeigt nach vorne.
- Drücken Sie mit der Fußsohle kräftig nach hinten gegen den Pfosten und halten Sie die Spannung 6-10 Sekunden.
- Dann locker lassen und das Bein abstellen. Im Wechsel mit dem anderen Bein üben.

Variation:

Legen Sie die Ferse des gestreckten rechten Beins hinten an den Türpfosten an und pressen Sie wie oben die Fußsohle nach hinten an den Türpfosten.

ÜBUNG 7 – *DEHNUNG DER OBERSCHENKELRÜCKSEITE*

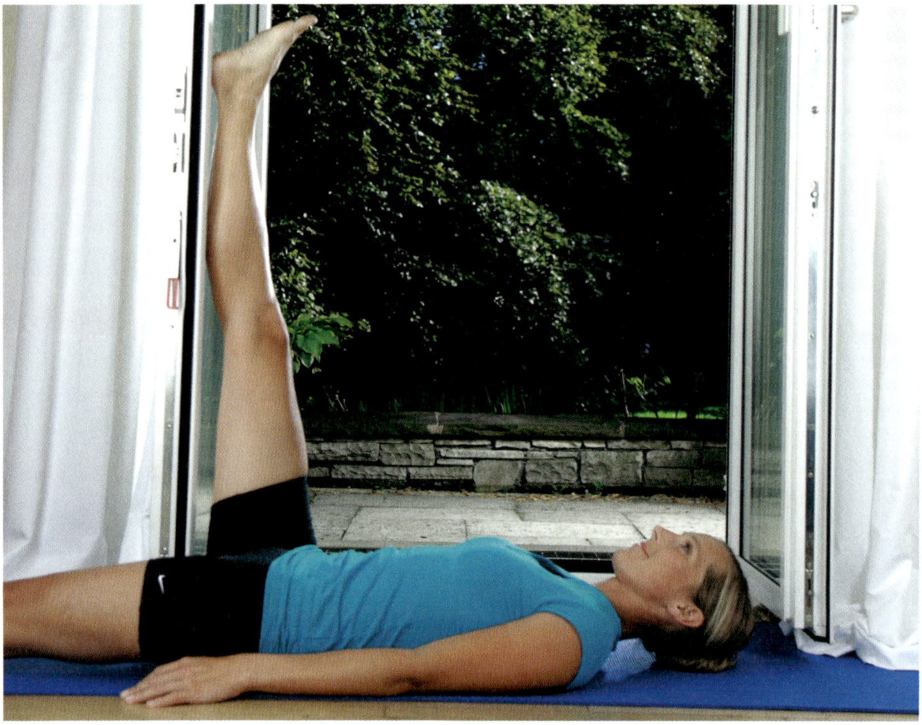

Legen Sie sich vor den Türpfosten einer geöffneten Tür, sodass Sie mit dem Gesäß ganz nah dran sind.

- Das eine Bein strecken Sie durch den Türrahmen nach vorne, das andere Bein legen außen am Türpfosten oder an der Wand nach oben. Dadurch wird die Rückseite des Oberschenkels gedehnt.
- In dieser passiven Dehnlage können Sie 30-60 Sekunden bleiben. Sie sollten dabei ganz entspannt sein und sich nur auf die Dehnung konzentrieren. Den Atem gelöst fließen lassen.
- Wechseln Sie dann die Position, sodass Sie das andere Bein hochstrecken können.

6.5 ÜBUNGSPROGRAMM 5 – ÜBUNGEN MIT EINEM STUHL MIT LEHNE

Für einige der folgenden Übungen benötigen Sie zwei Stühle bzw. einen Stuhl und einen Hocker: einen Stuhl, auf dem Sie sitzen, und einen Stuhl vor Ihnen. Der Stuhl vor Ihnen sollte vier Beine haben (kein Schreibtischstuhl).

ÜBUNG 1

MOBILISATION UND KRÄFTIGUNG DER OBERSCHENKELMUSKELN

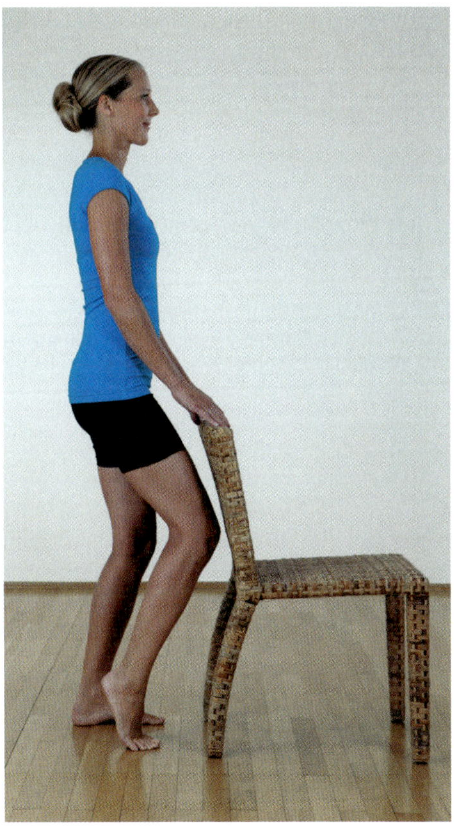

Stellen Sie sich hinter einen Stuhl und legen Sie beide Hände auf die Lehne.

- Achten Sie auf einen korrekten Stand, bei dem die Knie hüftbreit geöffnet sind und über die Fußspitzen zeigen.
- Gehen Sie dann auf der Stelle, indem Sie jedes Mal den absetzenden Fuß von der Fußspitze zur Ferse hin weich und bewusst abrollen.
- Zuerst heben die Füße beim „Gehen" nicht ab.
- Nach einer Weile ziehen Sie dann die Knie ein wenig höher, sodass die Füße abheben. Dann immer höher und höher; etwa bis in die Waagerechte.
- Auf diese Weise 30-60 Sekunden oder mehr gehen. Den Oberkörper dabei aufrecht halten.

6

Hinweis: Zu dieser Übung können Sie auch sehr gut das Balance Pad benutzen. Gerade auf dem wackligen Pad ist die Übung besonders wirkungsvoll, kräftigend und gelenkfreundlich. Probieren Sie ruhig auch einmal, im Freien zu üben: auf dem Rasen, im Sandkasten der Kinder oder auf weicher Gartenerde. Damit tun Sie nicht nur den Kniegelenken, sondern gleichzeitig auch Ihren Füßen etwas Gutes.

ÜBUNG 2 – *MOBILISATION UND LOCKERUNG; GELENKSCHMIERE ANREGEN*

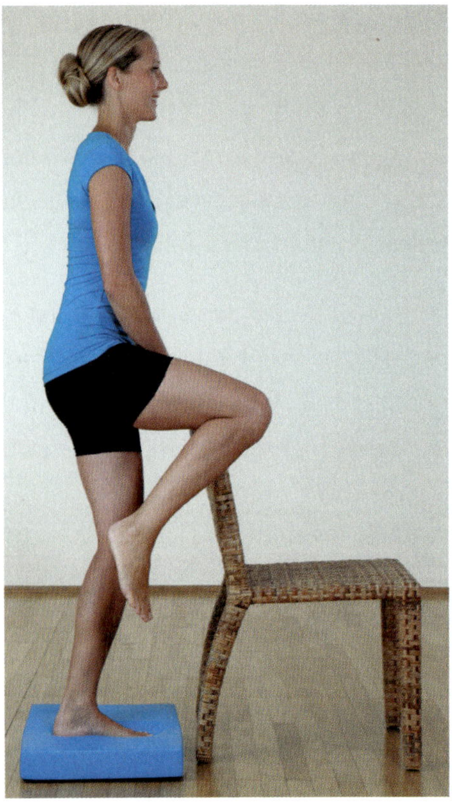

Stellen Sie sich hinter einen Stuhl mit Lehne. Legen Sie entweder ein weiches, elastisches Balance Pad oder zwei Telefonbücher übereinander oder einen kleinen Schemel hinter den Stuhl. Stellen Sie sich mit beiden Beinen darauf und legen Sie die Hände auf der Lehne ab.

- Stehen Sie zunächst etwas mehr rechts hinter dem Stuhl, sodass das rechte Bein Beinfreiheit hat.
- Heben Sie dann das rechte Knie bis in die Waagerechte und lassen Sie den Unterschenkel locker vor und zurück pendeln.
- Wiederholen Sie dies etwa 20-30 Sekunden lang. Anschließend stellen Sie sich mehr auf die linke Seite hinter den Stuhl und üben mit dem anderen Bein – ebenfalls etwa 20-30 Sekunden lang.
- Achten Sie darauf, dass das Standbein nie überstreckt wird.
- Während der gesamten Übung sollten Sie Ihren Atem gleichmäßig und ruhig fließen lassen.

Hinweis: Sie können an das schwingende Bein auch eine Gewichtsmanschette anlegen. Wenn Sie auf dem Balance Pad nicht ganz sicher das Gleichgewicht halten können, sollten Sie für guten Halt sorgen, indem Sie sich nicht an einem Lehnstuhl, sondern an einem schweren Sessel oder an einer niedrigen Mauer festhalten.

ÜBUNG 3 –
KRÄFTIGUNG DER OBERSCHENKELAUSSENSEITE (-INNENSEITE)

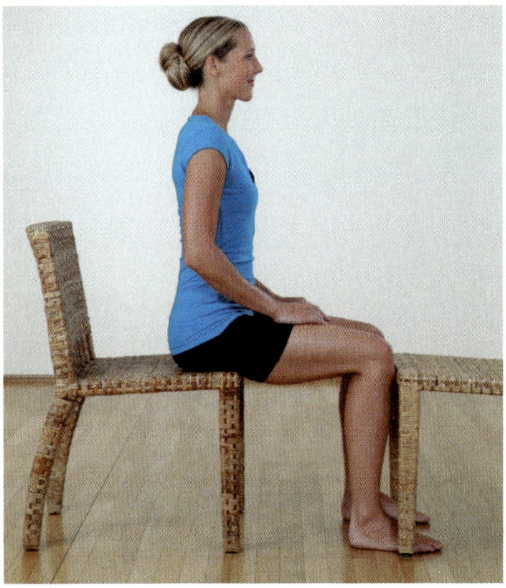

Setzen Sie sich aufrecht auf das vordere Drittel eines Stuhls und stellen Sie den zweiten Stuhl oder Hocker vor sich. Die Hände liegen bequem auf den Oberschenkeln.

- Legen Sie nun beide Füße mit den Außenkanten an die Innenseite der vorderen Stuhlbeine. Die Knie zeigen dabei wie die Fußspitzen gerade nach vorne.
- Drücken Sie dann die Füße kräftig nach außen gegen die Stuhlbeine; die Spannung 6-10 Sekunden halten, dann locker lassen und wiederholen.

Variation 1
Sie können bei dieser Übung auch die Hände an die Außenseiten der Oberschenkel legen und dann die Füße gegen die Stuhlbeine und gleichzeitig die Knie gegen die Hände drücken.

Wichtig: Der Rücken bleibt währenddessen gerade und aufgerichtet.

6

Variation 2
Sie können die erste Übung auch im Liegen ausführen, indem Sie die Beine durch den Stuhl strecken.

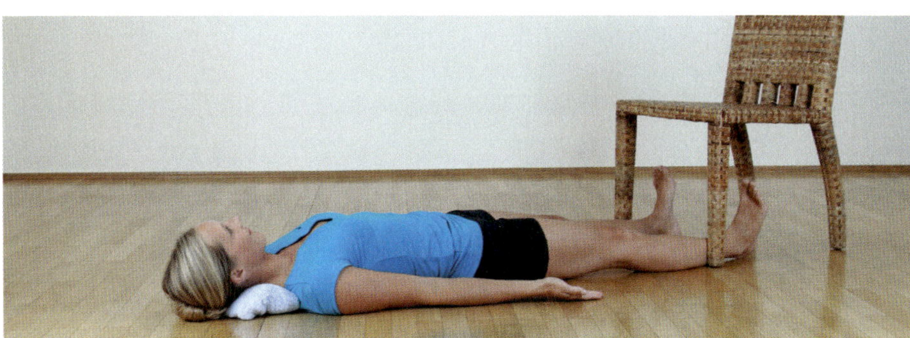

Variation 3

Wie oben, jedoch die Füße an die Stuhlbeinaußenseiten legen und dann nach innen drücken.

ÜBUNG 4

STRETCHING: KRÄFTIGUNG UND DEHNUNG DER BEINRÜCKSEITE

Gleiche Ausgangsstellung wie bei Übung 3, jedoch sollten die Stühle etwas weiter auseinanderstehen. Setzen Sie sich wieder auf das vorderste Drittel eines Stuhls und strecken Sie ein Bein nach vorne auf die Sitzfläche des anderen Stuhls oder Hockers. Falls Ihnen das zu hoch sein sollte, könnten Sie auch einen Schemel benutzen. Setzen Sie den Fuß mit der Ferse auf der Sitzfläche des vorderen Stuhls auf. Strecken Sie die Arme hinter den Rücken und verschränken Sie die Hände. Schieben Sie die Handflächen nach unten zur Sitzfläche oder auf die Sitzfläche. Der Rücken ist dabei gerade und ein wenig nach vorne geneigt.

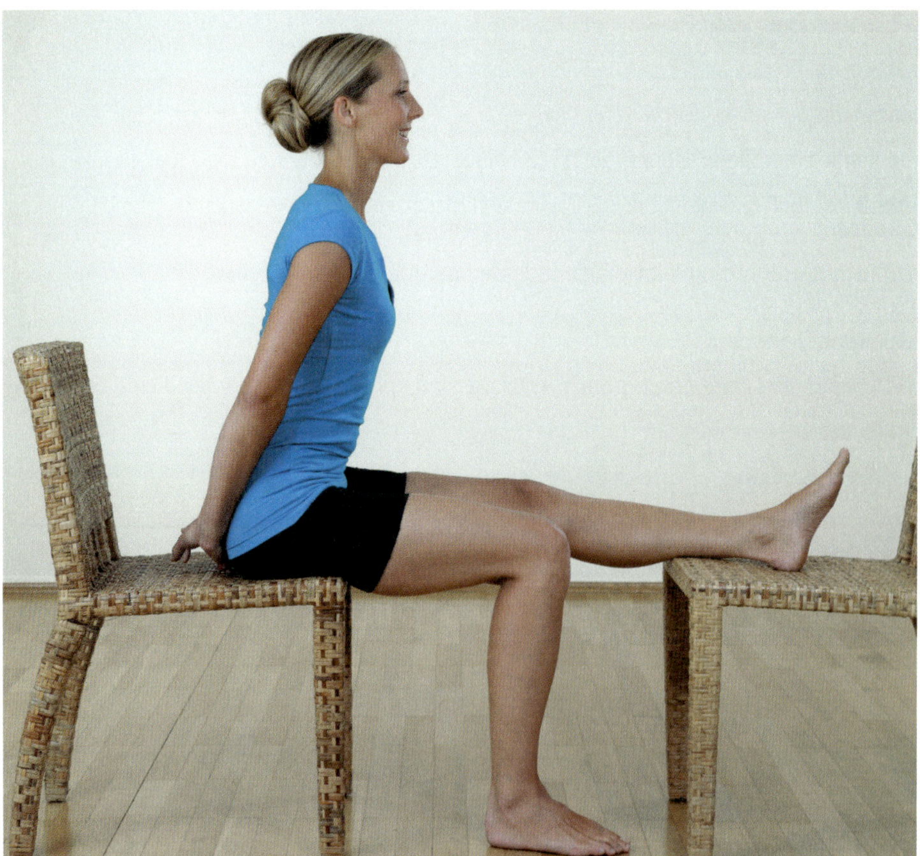

Kräftigung: Drücken Sie die Ferse nach unten auf die Sitzfläche, ohne dass Sie das Knie überstrecken. Die Spannung 6-10 Sekunden halten. Dann locker lassen, aber das Bein in dieser Position lassen.

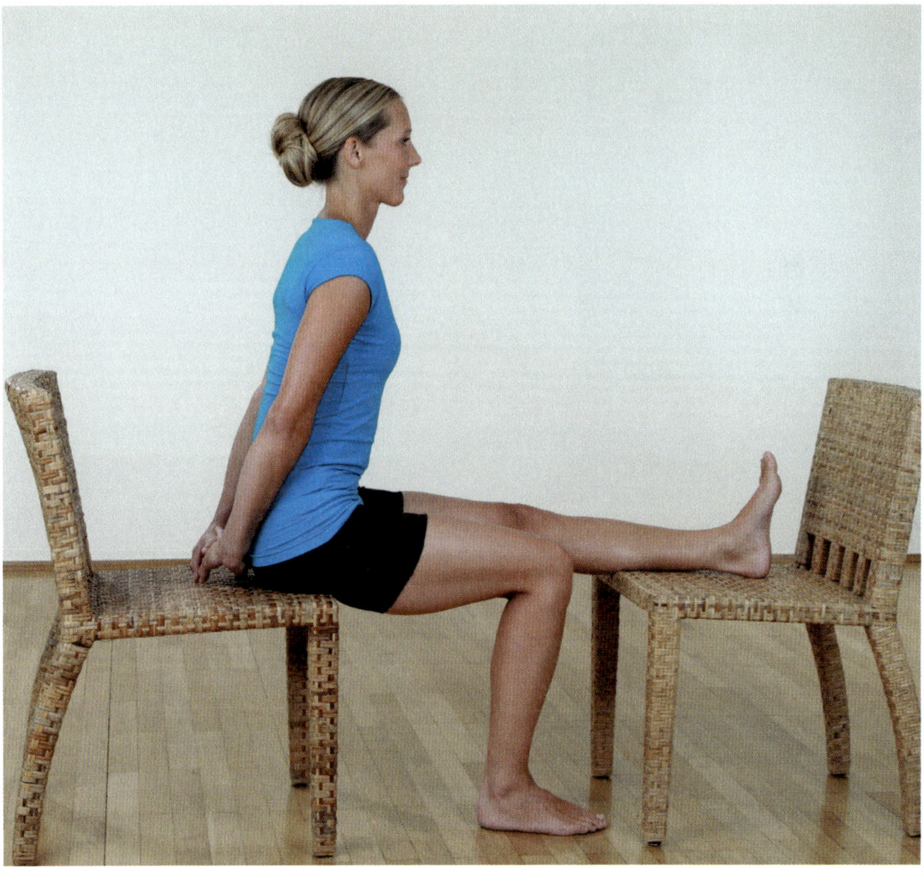

Dehnung: Ziehen Sie nun den Fuß des gestreckten Beins in Richtung Körper und halten Sie die Dehnung 20-30 Sekunden lang. Dann das Bein abstellen und mit dem anderen Bein üben.

Variation

Diese Übung können Sie auch im Stehen ausführen, indem Sie die Ferse eines Fußes auf einen Stuhl oder einen Hocker legen.

ÜBUNG 5

MOBILISATION DES KNIEGELENKS

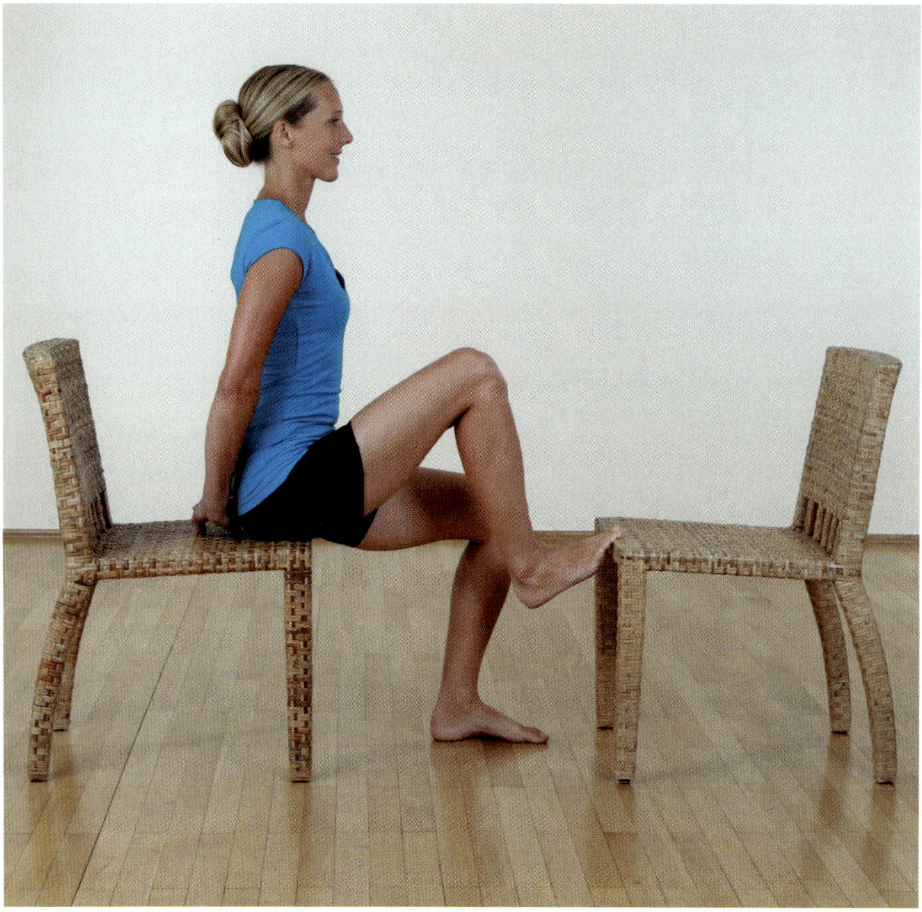

Setzen Sie sich wie oben aufrecht auf das vorderste Drittel eines Stuhls und stellen Sie vor sich einen anderen Stuhl oder Hocker. Die Hände nach hinten strecken, wodurch der Oberkörper aufgerichtet bleibt. Beide Knie stehen hüftbreit auseinander und befinden sich in einer Linie zu den nach vorne zeigenden Fußspitzen.

- Heben Sie nun im Wechsel das rechte und linke Knie und tippen Sie jedes Mal mit der jeweiligen Fußspitze an die vordere Sitzkante des vor Ihnen stehenden Stuhls. 10-20 Sekunden – oder länger – wiederholen.

Variation

Kräftigung der Kniestrecker und Mobilisation des Kniegelenks

- Üben Sie wie oben 8-15 Sekunden lang.
- Dann legen Sie die Fußspitze des rechten Fußes von unten an die vordere Sitzfläche des vor Ihnen stehenden Stuhls und drücken kräftig von unten nach oben dagegen; die Spannung 6-10 Sekunden halten und bewusst im vorderen Oberschenkelmuskel erspüren.
- Das Bein wechseln, danach von vorne mit dem lockeren Knieheben beginnen.

ÜBUNG 6

DEHNUNG DER OBERSCHENKELINNENSEITE

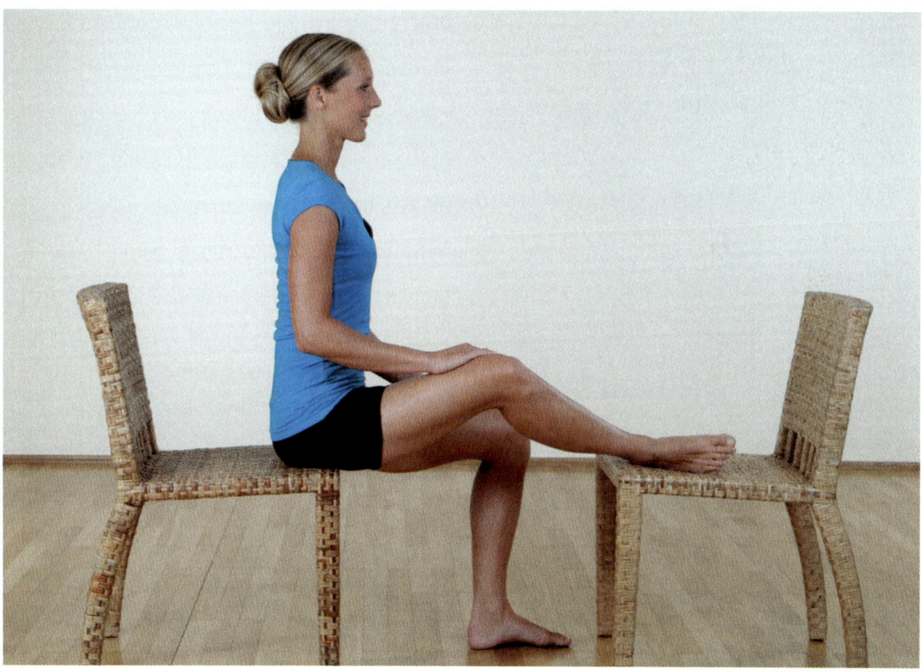

Setzen Sie sich wieder auf das vordere Drittel eines Stuhls und legen Sie den rechten Fuß mit der Außenkante auf die Sitzfläche auf den vor Ihnen stehenden Stuhl. Die linke Hand ruht auf dem linken Oberschenkel und die rechte Hand liegt an der rechten Knieinnenseite.

Drücken Sie es sanft nach außen in die Dehnung; 30 Sekunden halten und dabei gelöst weiteratmen. Der Rücken bleibt bei dieser Übung gerade und ist leicht nach vorne geneigt.

6.6 ÜBUNGSPROGRAMM 6 – ÜBUNGEN MIT DEM HANDTUCH

Ein Handtuch ist ein ideales Übungsgerät für Kräftigungs- und Dehnungsübungen und sogar für Mobilisations- oder Pendelübungen. Praktisch ist, dass man es eigentlich immer zur Hand hat.

ÜBUNG 1

MOBILISATION DES SPIELBEINKNIES UND KRÄFTIGUNG DER MUSKULATUR DES STANDBEINS

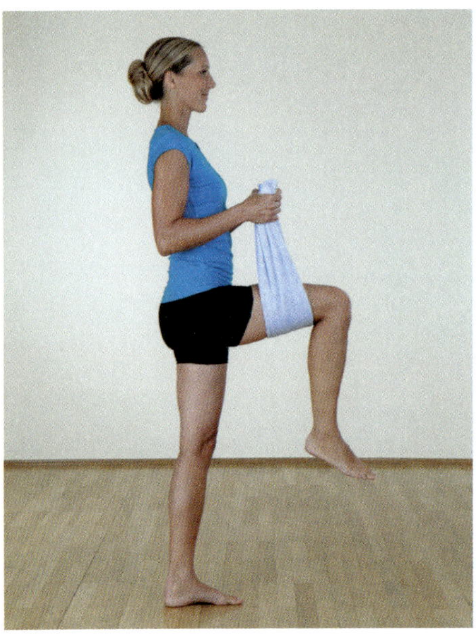

Stellen Sie sich mit hüftbreit geöffneten Beinen auf den Boden. Die Fußspitzen zeigen geradeaus oder ein wenig nach außen. Beugen Sie das rechte Knie ein wenig mehr an als das linke und legen Sie das längs zusammengelegte Handtuch ein wenig oberhalb der rechten Kniekehle an den Oberschenkel. Halten Sie beide Handtuchenden außen fest.

- Ziehen Sie dann das rechte Knie 10-20 x mit Hilfe des Handtuchs hoch und setzen Sie es wieder ab. Dies sollte ein flüssiger Bewegungsablauf sein. Wechseln Sie dann die Beinseite.

Variation 1

Etwas schwieriger, aber für das Standbein noch kräftigender: Führen Sie diese Übung auf einem Balance Pad oder auf einer weichen Unterlage stehend aus. Wenn Sie sich nicht ganz sicher im Gleichgewicht fühlen, stellen Sie sich dazu am besten in eine Ecke zwischen zwei Wänden auf.

Variation 2

Etwas einfacher: Die gleiche Übung im Sitzen auf einem Stuhl ausführen.

ÜBUNG 2
KRÄFTIGUNG SÄMTLICHER KNIEMUSKELN

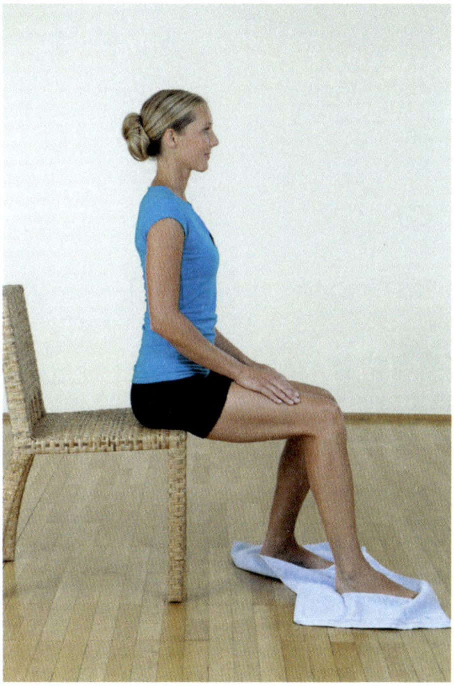

Setzen Sie sich aufrecht auf das vordere Drittel eines Stuhls und stellen Sie die Füße mit den ganzen Fußsohlen auf ein auf dem Boden ausgebreitetes Handtuch. Die Füße stehen unter den hüftbreit geöffneten Knien und zeigen nach vorne.

- Versuchen Sie, mit den Füßen das Handtuch diagonal auseinanderzuziehen. Dabei bewegen sich die Fußsohlen ein wenig; die eine nach vorne außen, die andere nach innen außen.
- Die Spannung 6-10 Sekunden halten, dann die Füße zurück in die Ausgangsstellung setzen.
- Danach in die Gegenrichtung schieben.

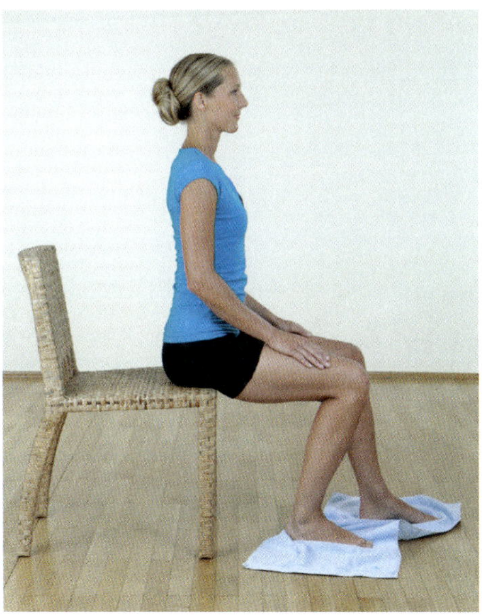

Variation 1
Wie oben, jedoch die Füße ein klein wenig waagerecht nach außen verschieben.

Variation 2
Wie oben, jedoch einen Fuß ein wenig nach vorne, den anderen nach hinten verschieben.

Variation 3
Die Übungen wie oben, aber als ausschließliche isometrische Spannungsübung: Dabei wird die gleiche Spannung aufgebaut; es findet jedoch keine Bewegung statt.

ÜBUNG 3

LOCKERUNG UND ANREGUNG DER GELENKSCHMIERE

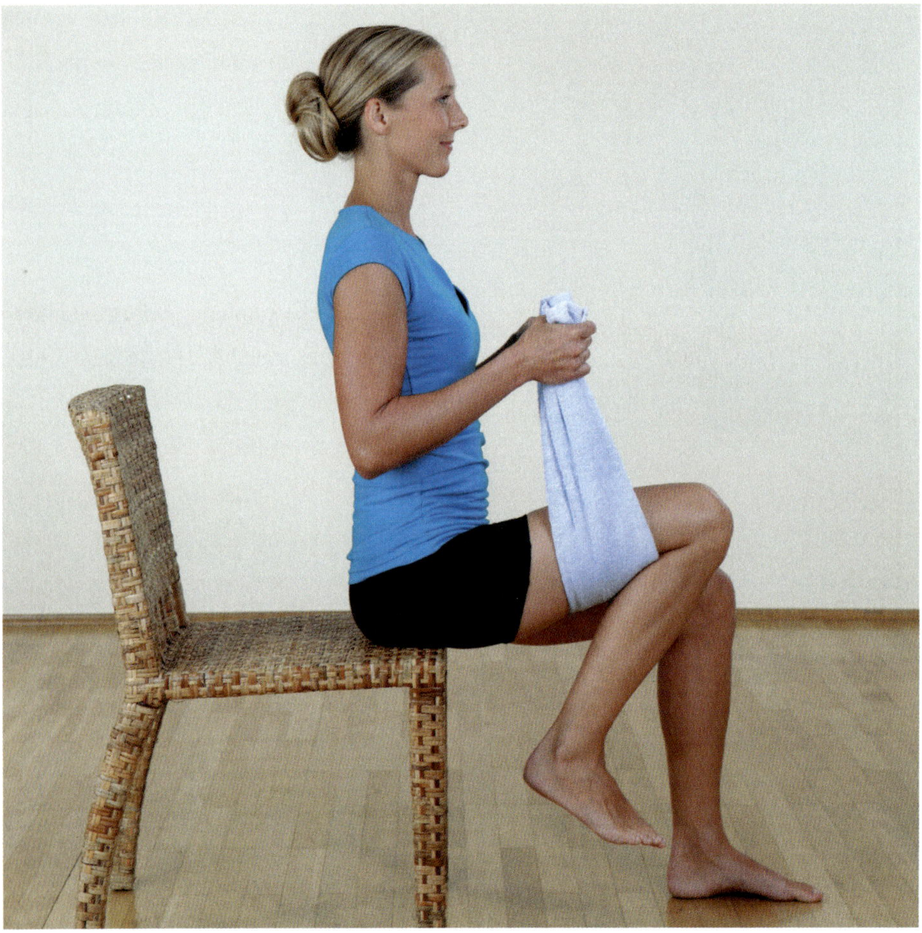

Setzen Sie sich aufrecht auf einen Stuhl. Die Knie und Füße stehen hüftbreit auseinander und befinden sich auf einer senkrechten Linie. Legen Sie das zusammengefaltete Handtuch unten um einen Oberschenkel und halten Sie die Enden mit beiden Händen fest.

- Ziehen Sie dann diesen Oberschenkel etwas nach oben und lassen Sie dann den Unterschenkel auf dem Handtuch schwer nach unten hängen. Das Gewicht des Unterschenkels wird jetzt von dem Handtuch (und Ihren Händen) getragen.
- Pendeln Sie den Unterschenkel aus dem Kniegelenk heraus ganz locker vor und zurück, vor und zurück; 10-20 Sekunden lang.

- Sie werden dabei spüren, dass auch Ihre Handgelenke dabei gekräftigt werden. Schütteln Sie sie ab und zu aus. Im Wechsel mit der anderen Seite üben.

ÜBUNG 4
STRETCHING: KRÄFTIGUNG UND DEHNUNG DER OBERSCHENKELRÜCKSEITE

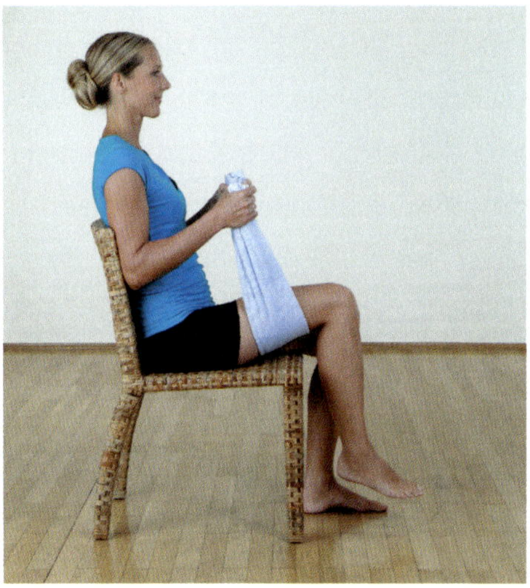

Setzen Sie sich auf die ganze Sitzfläche des Stuhls und ziehen Sie das zusammengerollte Handtuch unter einem Oberschenkel durch, wie bei Übung 3. Halten Sie die Handtuchenden seitlich mit den Händen fest.

- Heben Sie dieses Knie mithilfe des Handtuchs an, sodass der Unterschenkel senkrecht nach unten hängt. Den Oberschenkel kräftig nach unten gegen das Handtuch drücken.

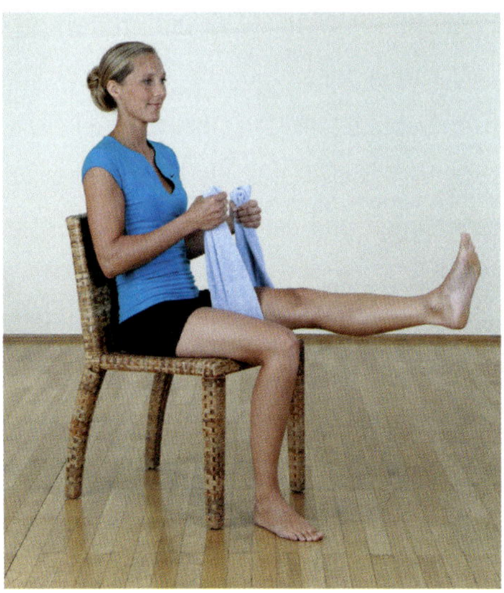

Die Spannung 6-10 Sekunden halten, dann lösen und zur Dehnung das Bein nach vorne strecken und die Fußspitze in Richtung Knie ziehen. Die Dehnung 20-30 Sekunden halten.

Hinweis: Sie können das Bein auch mit der Ferse auf einem Fußschemel absetzen und den Oberkörper mit gerader Wirbelsäule ein wenig nach vorne neigen. Das verstärkt die Dehnung in den hinteren Oberschenkelmuskeln und entlastet den Kniekehlenbereich. Achten Sie darauf, auch Nacken und Kopf in gerader Verlängerung der Wirbelsäule zu halten. So stärken Sie auch Ihre Rückenmuskeln und beugen Verspannungen vor.

ÜBUNG 5

KRÄFTIGUNG UND DEHNUNG DER OBERSCHENKELMUSKELN

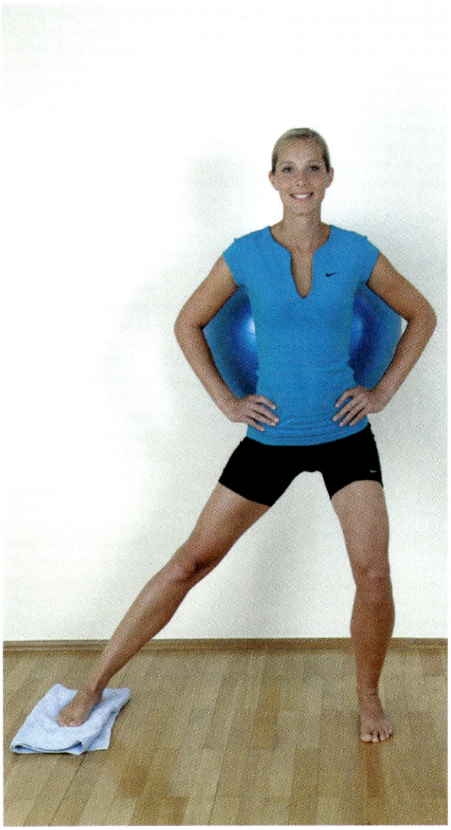

Stellen Sie sich mit hüftbreit auseinandergestellten Füßen auf den Boden. Die Knie sind leicht gebeugt und zeigen über die nach vorne oder leicht nach außen gerichteten Fußspitzen. Der rechte Fuß steht auf einem Handtuch oder einem festen Papier. Während ein Tuch auf glatter Fläche gut rutscht, rutscht ein Stück festes Papier auf Teppichboden besser. Sie können sich bei dieser Übung auch gut mit den Händen vorne an einer Wand, einer Stuhllehne oder an einer Schreibtischplatte abstützen. Stehen Sie vor einer Wand, hilft ein großer Gymnastikball im Rücken, aufrecht zu bleiben.

- Setzen Sie die rechte Fußsohle auf das Tuch und schieben Sie es seitlich nach außen, wie es Ihnen möglich ist und bis Sie eine Dehnung in der Oberschenkelinnenseite spüren. Die Fußsohle bleibt dabei auf dem Boden und die Fußspitze nach vorne gerichtet.
- Halten Sie die Dehnspannung 10-20 Sekunden lang. Danach in die Ausgangsposition zurückgleiten, das Bein wechseln und die Übung wiederholen.

Variation 1

Falls Sie sich nicht vorne abstützen wollen, können Sie die Hände an die Hüften legen.

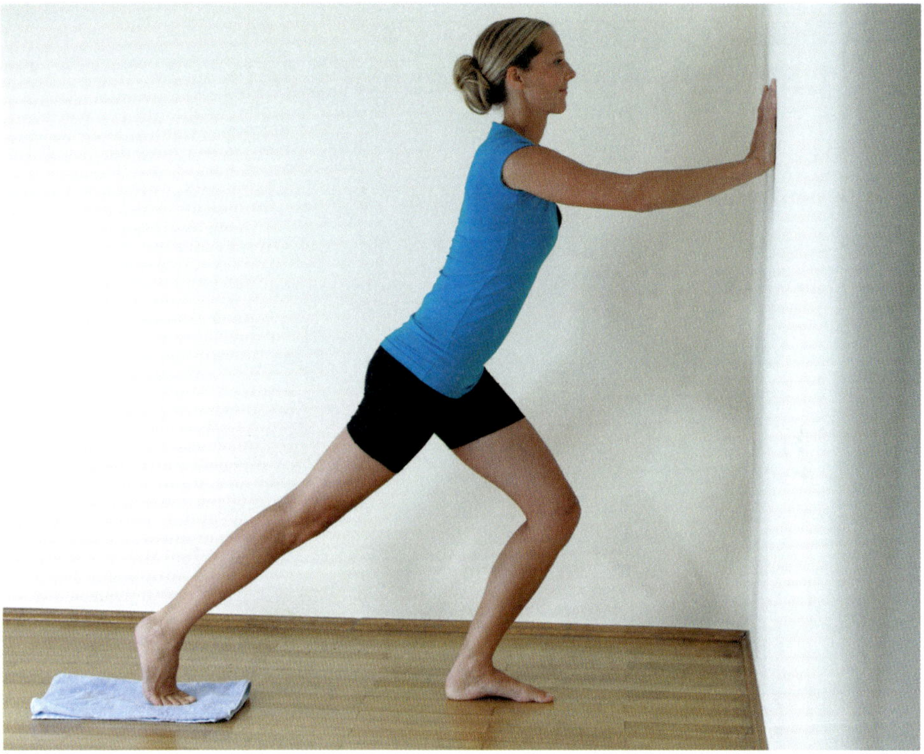

Variation 2

Diese Übung kann auch sehr gut nach hinten ausgeführt werden, indem Sie das Tuch nach hinten schieben. Hier stehen am Ende der Bewegung nur noch die Zehen auf dem Tuch, während die Ferse angehoben ist. Die Arme sind dabei nach vorne gestreckt (z. B. zu einer Tischplatte oder Wand) und zwischen Rücken und Bein entsteht eine gerade Linie.

6.7 ÜBUNGSPROGRAMM 7 – ÜBUNGEN AUF DEM BALANCE PAD

Das Balance Pad, das in Sport- oder Sanitätsgeschäften erhältlich ist, ermöglicht ein besonders effektives und gelenkschonendes Gleichgewichtstraining, das Koordinations- und Krafttraining kombiniert und das Kniegelenk mit jeder Übung stabilisiert. Sehr geeignet ist sein Gebrauch auch bei längeren Arbeiten im Stehen.

Falls Sie kein Balance Pad zur Verfügung haben, können Sie auch zwei zusammengefaltete Decken aufeinanderlegen.

ÜBUNG 1

KRÄFTIGUNG DER BEINMUSKELN, MOBILISATION DER KNIEGELENKE

Stellen Sie sich mit hüftbreit auseinanderstehenden Füßen auf das Balance Pad. Die Fußspitzen zeigen nach vorne oder leicht nach außen. Die Knie befinden sich über den Fußspitzen.

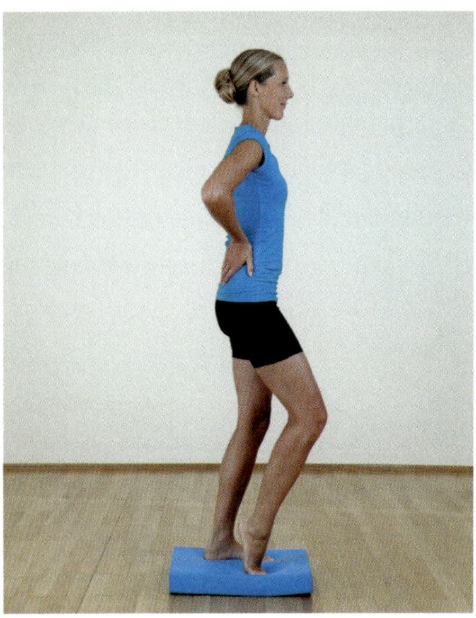

Gehen Sie auf der Stelle, indem Sie die Füße weich von den Zehen zu den Fersen abrollen. Die Füße bzw. Zehen behalten die ganze Zeit Kontakt zum Balance Pad; 30-60 Sekunden oder länger.

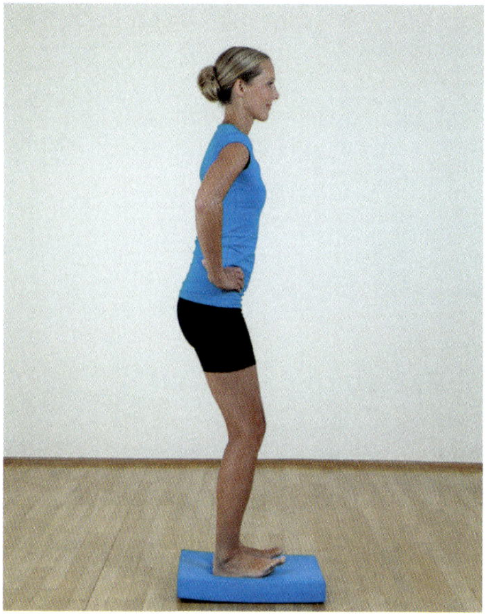

Sie stehen weiterhin auf dem Kissen. Jetzt verlagern Sie Ihr Gewicht abwechselnd auf die Fußballen und auf die Fersen. Das Ganze stellt eine fließende Bewegung dar.

- Anschließend heben Sie abwechselnd das rechte und das linke Knie ein wenig höher; jedes Mal noch etwas höher, danach wieder langsam tiefer kommen. Ebenfalls 30-60 Sekunden oder länger. Achten Sie darauf, dass beide Knie immer direkt nach vorne zeigen, und nicht nach innen.

Hinweis: Legen Sie das Balance Pad im Alltag in Ihre Nähe und führen Sie diese sehr effektiven Übungen zwischendurch immer wieder mal durch.

ÜBUNG 2

KRÄFTIGUNG DER BEINMUSKELN, GLEICHGEWICHT

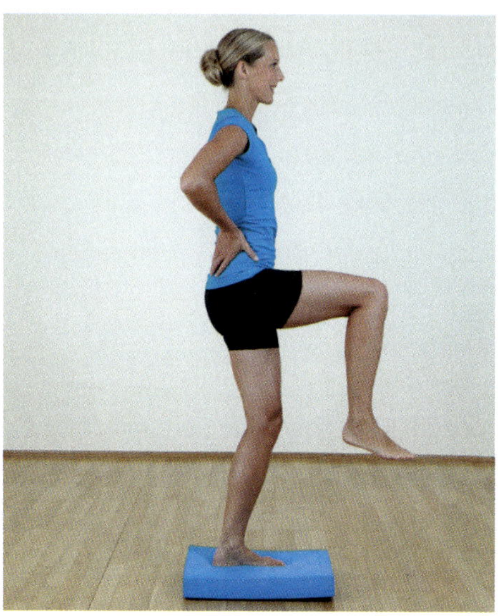

Legen Sie das Balance Pad in die Nähe einer Wand oder eines Stuhls mit Lehne. Stützen Sie sich zu Beginn leicht daran ab. Später geht es sicherlich auch, ohne sich abzustützen.

- Suchen Sie wieder einen guten Stand auf dem Balance Pad. Nehmen Sie zunächst einfach nur Ihre aufrechte Haltung wahr (eventuell vor einem Spiegel).
- Verlagern Sie dann das Gewicht auf den linken Fuß und heben Sie das rechte Knie bis in die Waagerechte an (90°-Winkel).

Das Standbein bleibt leicht gebeugt und das Knie darf nicht nach innen abknicken. Beide Knie zeigen nach vorne.

- Halten Sie diese Haltung 6-10 Sekunden lang bei und stellen Sie dann das Bein wieder ab. Im Wechsel mit dem anderen Bein üben.
- Um das Gleichgewicht besser halten zu können, strecken Sie beide Arme ein wenig zur Seite; die Handflächen zeigen nach vorne.

Variation

Sehr effektiv, aber schwierig: Das Standbein einige Male leicht beugen und strecken.

Hinweis: Achten Sie bei dieser Übung unbedingt auch auf das Knie des Standbeins: Es sollte während der ganzen Übung über die Fußspitze zeigen. Der Oberkörper bleibt aufrecht und stabil, die Bauchmuskeln sind etwas angespannt, damit Sie nicht ins Hohlkreuz gehen.

ÜBUNG 3

MOBILISATION DES KNIEGELENKS (SPIELBEIN); KRÄFTIGUNG DER BEINMUSKELN (STANDBEIN), GLEICHGEWICHT UND KOORDINATION

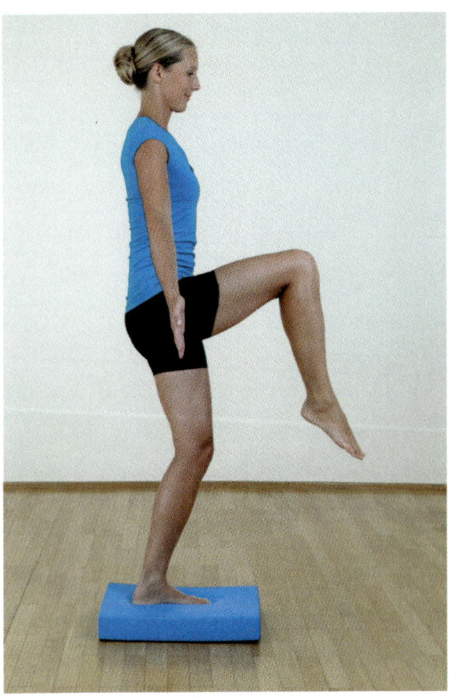

Legen Sie das Balance Pad neben eine Wand oder einen Stuhl, damit Sie sich bei Bedarf daran abstützen können. Stellen Sie sich wieder mit hüftbreit aufgestellten Füßen und leicht gebeugten Knien auf das Pad und verlagern Sie dann das Gewicht auf das linke Bein; Fuß und Knie zeigen nach vorne oder ein wenig nach außen.

- Ziehen Sie dann das rechte Knie vorne hoch, dann wieder absenken und mit den Zehen kurz auf dem Pad auftippen.
- Dann den Unterschenkel hinten hochziehen, der Fuß ist dabei im Fußgelenk gestreckt; in flüssigem Wechsel 10-20 x, dann das andere Bein.

Hinweis: Wenn Sie keine Stütze brauchen, halten Sie die Arme seitlich neben dem Körper, wobei die Handflächen nach vorne zeigen.

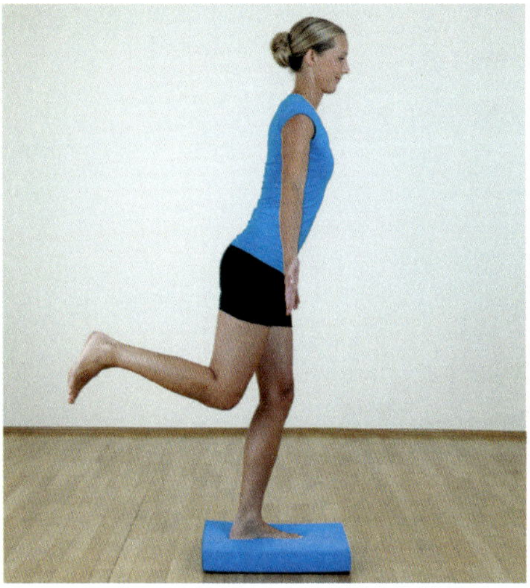

Variation:

Die Zehen nicht auftippen, sondern das Knie im flüssigen Wechsel, ohne abzusetzen, nach vorne und hinten führen. Den Oberkörper dabei gerade über dem Standbein halten.

ÜBUNG 4

GLEICHGEWICHT; OBERSCHENKELKRÄFTIGUNG; FUSSGELENKMOBILISATION

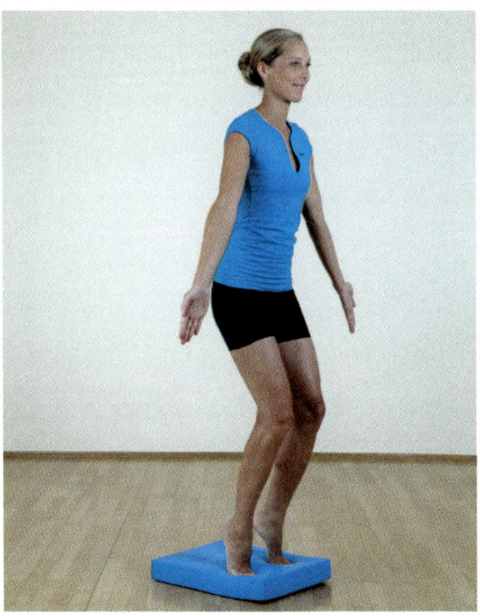

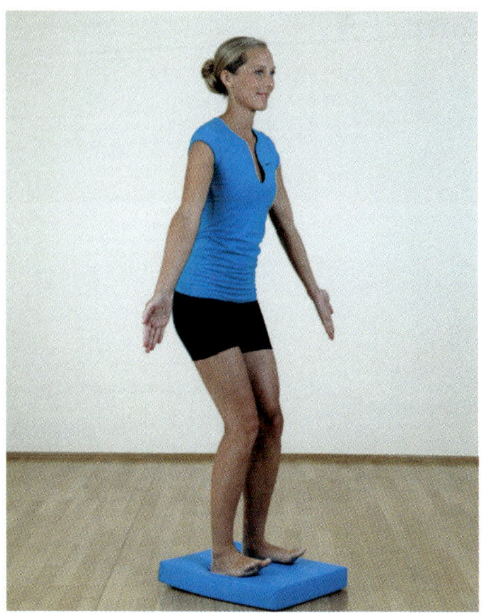

Stellen Sie sich mit leicht gegrätschten Beinen auf das Pad.

- Beugen Sie beide Knie und schieben Sie das Gesäß etwas nach hinten, sodass der Oberkörper mit geradem Rücken etwas nach vorne geneigt ist. Halten Sie die Arme leicht abgespreizt seitlich neben sich, wobei die Handflächen nach vorne zeigen.
- Heben Sie jetzt im Wechsel beide Fersen und beide Fußspitzen vom Pad an; 10-20 x in flüssigem Wechsel.

Variation

Heben Sie in der oben beschriebenen Stellung im Wechsel den rechten und linken Fuß an.

ÜBUNG 5

DEHNUNG DER OBERSCHENKELRÜCKSEITE (SEHR INTENSIV) UND WADENDEHNUNG

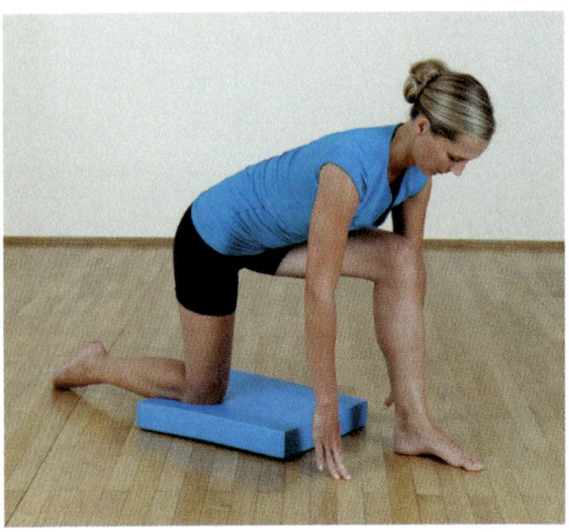

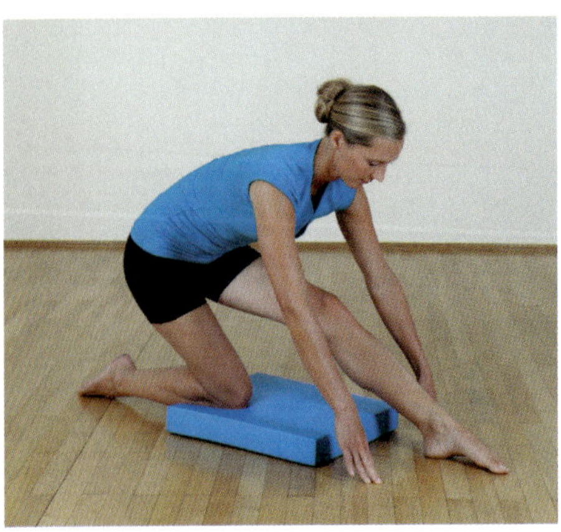

Knien Sie sich auf das weiche Pad und strecken Sie dann das linke Bein nach vorne.

- Beugen Sie nun den Oberkörper vor und stützen Sie sich mit den Händen (Fingerspitzen oder Fäusten) etwa neben den Fußknöcheln oder Unterschenkeln ab. Das Knie nur so weit strecken, wie es Ihnen im jetzigen Zustand gut möglich ist. Dies wird von Mal zu Mal leichter.

- Stellen Sie sich vor, das Steißbein nach hinten wegschieben zu wollen; so wird die Dehnung verstärkt und die Wirbelsäule gestreckt; 30 Sekunden halten und gelöst atmen.

- Achten Sie auf eine korrekte Kniestellung des Standbeins und dass sich der Kopf in Verlängerung der Wirbelsäule befindet. Gegengleich üben.

Hinweis: Die ersten Male können Sie auch zwei Schemel neben die Unterschenkel stellen (oder aufeinandergelegte Bücher), um sich darauf abzustützen.

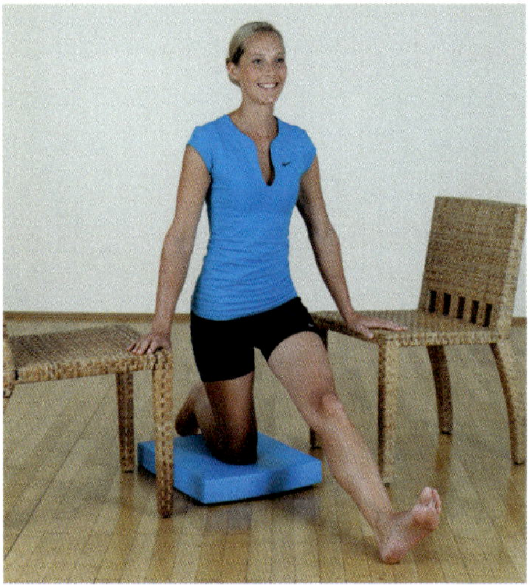

Variation:
Wie oben auf dem Pad – dieses Mal zwischen zwei Stühlen – knien, dann sich aufrichten und mit den Händen auf den Stühlen abstützen. Gleichzeitig die linke Ferse nach vorne schieben, bis das Bein gestreckt ist. Um die Dehnung zu verstärken, können Sie den Oberkörper mit geradem Rücken ein wenig nach vorn neigen.

ÜBUNG 6

DEHNUNG DER OBERSCHENKELVORDERSEITE UND DER HÜFTGELENKBEUGER

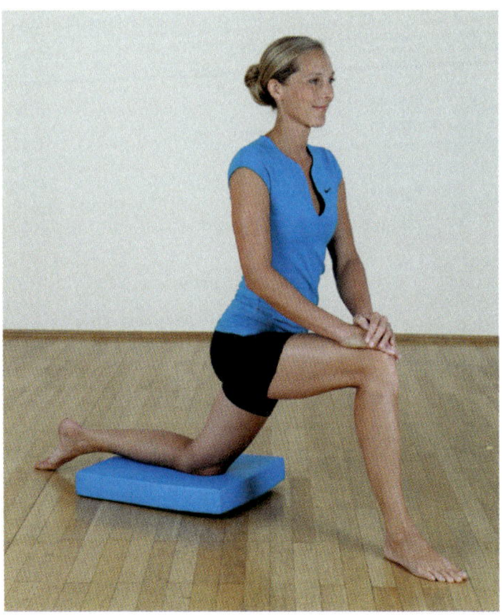

Knien Sie sich auf das Pad und stellen Sie das rechte Bein nach vorne, sodass der Winkel im Kniegelenk etwa 90° beträgt.

- Spannen Sie dann die Bauchmuskulatur an, um ein Hohlkreuz zu vermeiden. Schieben Sie die Hüfte und den Oberkörper mit geradem Rücken vor.

- Erspüren Sie die Dehnung im linken-vorderen Oberschenkelmuskel bis in das Becken.

- 30 Sekunden halten, dabei weiteratmen. Im Wechsel mit der anderen Seite üben.

6.8 ÜBUNGSPROGRAMM 8 – ÜBUNGEN MIT DEM THERA-BAND®

Das elastische Gummiband, das überall in Sanitäts- und Sportgeschäften zu bekommen ist, ist für Beinkräftigungsübungen sehr zu empfehlen, aber auch Dehnungsübungen können mit dem Band intensiviert werden.

Günstig ist, wenn Sie ein langes Thera-Band® besitzen und ein zusammengeknotetes.

ÜBUNG 1

MOBILISATIONS- UND LOCKERUNGSÜBUNG FÜR DAS KNIEGELENK

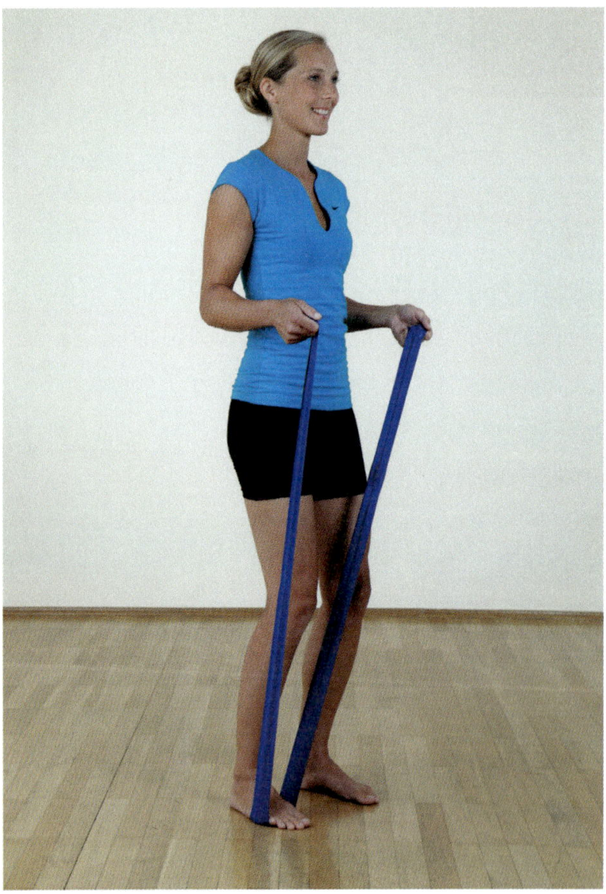

Stellen Sie sich mit hüftbreit aufgestellten Beinen auf den Boden und legen Sie ein Thera-Band® unter den rechten Fuß. Halten Sie beide Bandenden mit den Händen rechts und links neben dem Körper fest.

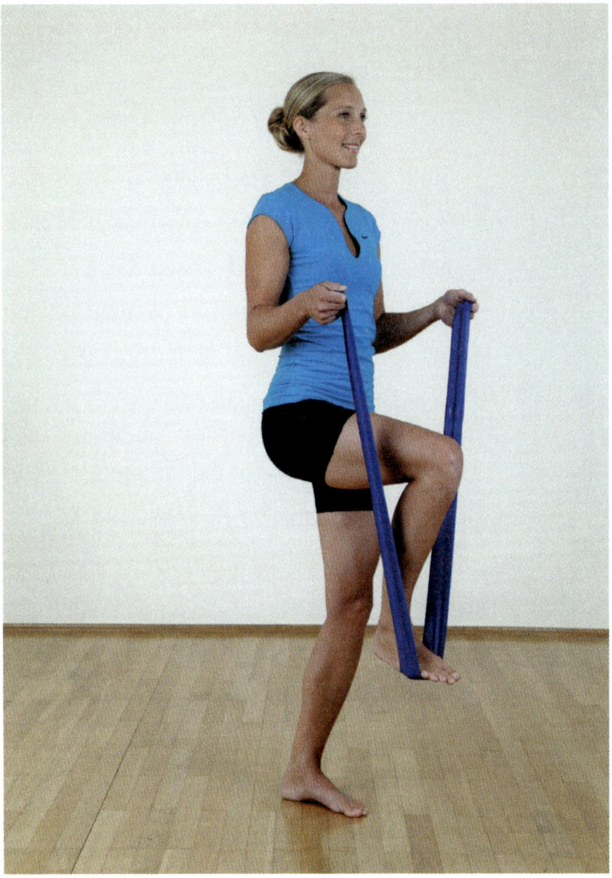

Heben Sie dann das rechte Knie etwa bis in die Waagerechte an und pendeln Sie den Unterschenkel locker vor und zurück; 30 Sekunden lang.

- Achten Sie darauf, dass das Standbein im Kniegelenk leicht gebeugt ist und Knie und Fußspitze auf einer Linie liegen.
- Im Wechsel mit dem anderen Bein üben.

Hinweis: Diese Übung kann auch gut auf dem Balance Pad ausgeführt werden und schult dann noch das Gleichgewicht. Sorgen Sie für sicheren Halt, indem Sie sich z. B. in einer Ecke zwischen zwei Wänden aufstellen, wenn Sie noch ungeübt mit dem Balance Pad sind.

ÜBUNG 2

KRÄFTIGUNG DER OBERSCHENKELSTRECKER (HINTERE OBERSCHENKELMUSKULATUR)

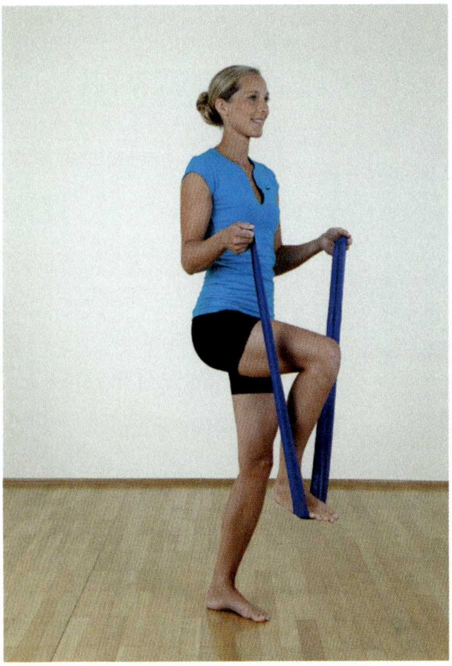

Stellen Sie sich wie in Übung 1 auf den Boden oder, wenn Sie schon geübter sind, auf ein Balance Pad. Legen Sie das Thera-Band® wieder unter den rechten Fuß und halten Sie die Enden in leichter Vorspannung etwa in Höhe der Oberschenkel fest.

- Jetzt das Knie in die Waagerechte anheben und dann nach hinten strecken; im fließenden Wechsel üben; 10-30 Sekunden. Achten Sie dabei auf die korrekte Haltung des Standbeins und dass das Bewegungsbein gerade nach hinten geschoben wird. Der Bauch ist fest, damit kein Hohlkreuz entsteht; der Oberkörper bleibt dabei aufrecht.

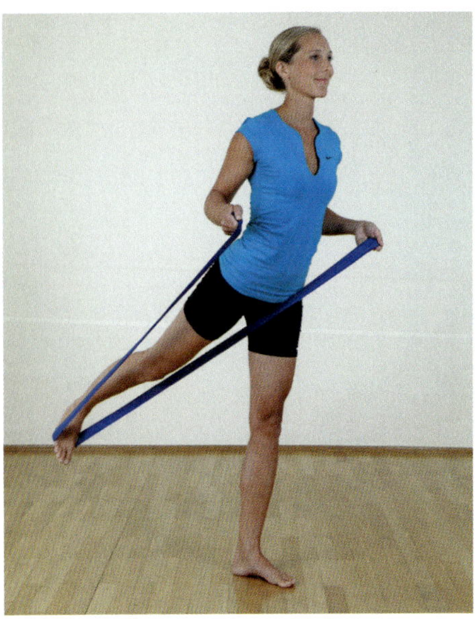

Variation:

Lassen Sie das Bewegungsbein mit dem Thera-Band® um den Fuß nach hinten gestreckt. Dann in minimalen Bewegungen nach hinten oben gegen den Widerstand des Bandes wippen.

ÜBUNG 3 –
KRÄFTIGUNG ALLER BEINMUSKELN; SEHR EFFEKTIV

Stellen Sie sich mit zusammengestellten Füßen auf den Boden und knoten Sie ein Thera-Band® um die Fesseln. Dann öffnen Sie die Füße hüftbreit, wodurch das Thera-Band® sich spannt. Für einen sicheren Stand können Sie sich mit den Händen entweder an einer Wand oder an den Hüften abstützen.

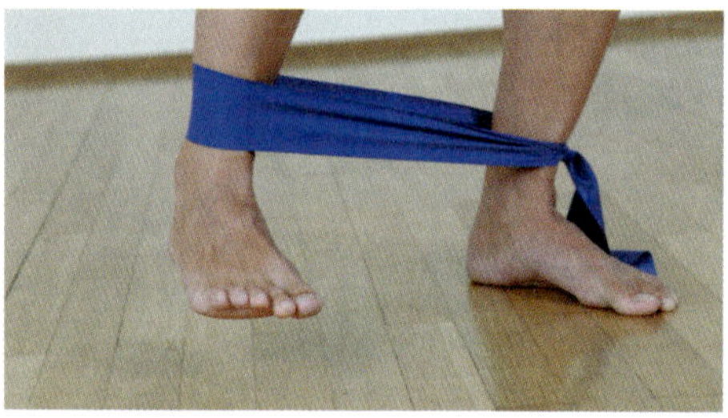

Heben Sie den rechten Fuß leicht an und wippen Sie in ganz kleinen Bewegungen gegen den Widerstand des Thera-Bandes® nach außen; 20-30 Sekunden lang; dann Beinwechsel.

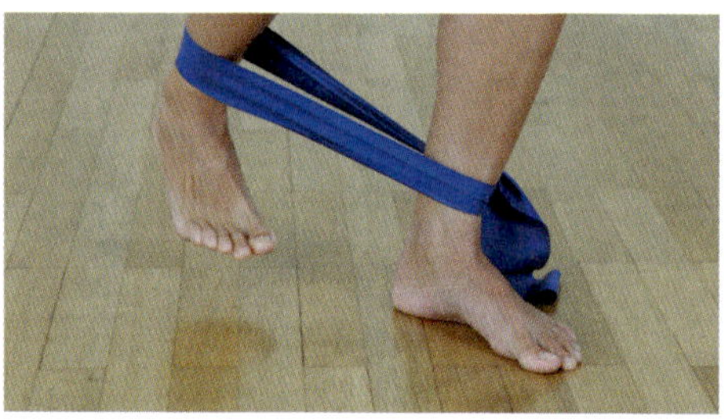

Jetzt im Wechsel das rechte und das linke Bein hinten ein wenig anheben und gegen den Widerstand des Thera-Bandes® nach hinten wippen.

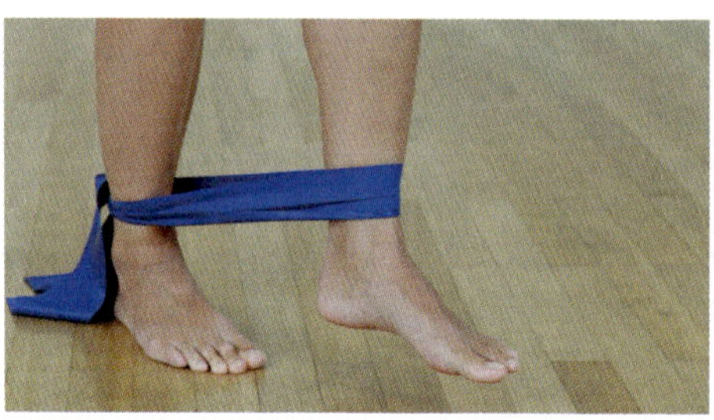

Heben Sie dann den linken Fuß leicht an und überkreuzen Sie mit ihm vorne das rechte Bein; wieder gegen den Widerstand des gespannten Beins wippen. Anschließend das Bein wechseln.

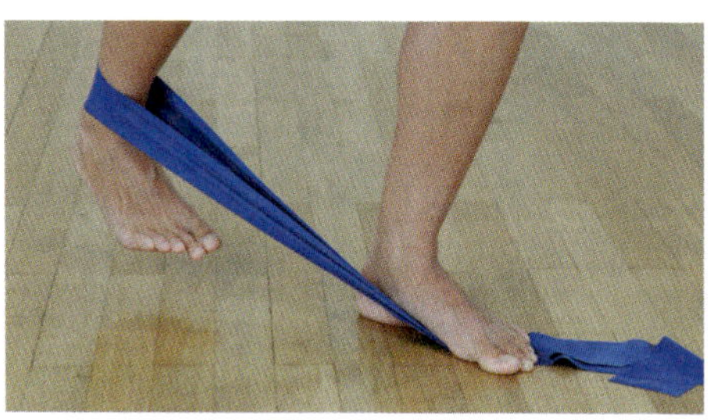

Stellen Sie jetzt den linken Fuß auf das Thera-Band® und heben Sie den rechten Unterschenkel hinten an. Dann mit dem Unterschenkel gegen den Bandwiderstand wippen. Der Fuß sollte mit dem Knie eine Linie bilden. Wechselseitig üben. Anders als bei den oberen Übungen findet die Bewegung hier aus dem Kniegelenk heraus statt.

- Stellen Sie wieder den linken Fuß auf das Thera-Band® und heben Sie den rechten Unterschenkel hinten an. Ziehen Sie den Fuß einige Male gegen den Widerstand des Thera-Bandes® nach oben. Knie und Fußspitze bilden dabei eine Linie und zeigen nach vorne oder ganz leicht nach außen. Danach das Bein wechseln.

Hinweis: All diese Übung können Sie auch im Sitzen auf einem Stuhl ausüben. Setzen Sie sich dazu aufrecht auf das vordere Drittel eines Stuhls.

ÜBUNG 4 – *KRÄFTIGUNG DER OBERSCHENKELMUSKULATUR*

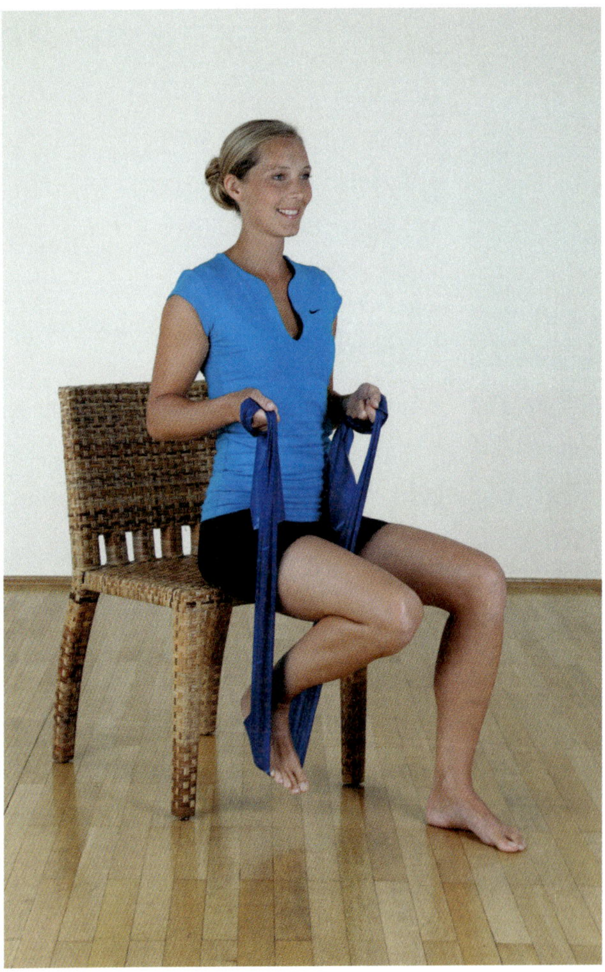

Setzen Sie sich aufrecht auf das vordere Drittel eines Stuhls. Die Knie und Füße befinden sich hüftbreit auseinander und zeigen nach vorne.

- Legen Sie das lange Thera-Band® um den rechten Vorfuß und heben Sie das Bein bis in die Waagerechte an. Halten Sie das Band so, dass es jetzt etwas gespannt ist.
- Dann das Bein beugen und strecken. Achten Sie darauf, dass das Knie nach vorne zeigt und nicht nach innen. Der Fuß ist angezogen und die Fußspitze darf leicht nach außen zeigen. 20-30 Sekunden; Beinwechsel.

ÜBUNG 5 –
DEHNUNG DER OBERSCHENKELRÜCKSEITE UND DER WADE

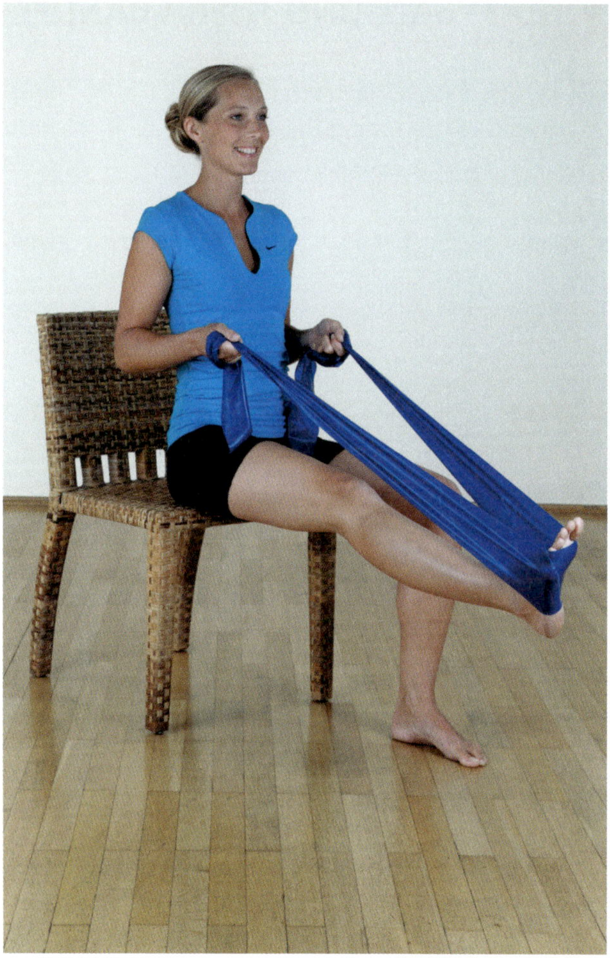

Setzen Sie sich wieder aufrecht auf das vordere Drittel eine Stuhls. Die Knie und die Füße befinden sich hüftbreit auseinander und zeigen nach vorne. Legen Sie das Thera-Band® flächig um den rechten Vorfuß.

- Heben Sie dann das Bein etwa bis in die Waagerechte gestreckt (aber nicht überstreckt) an und ziehen Sie den Vorfuß mit dem Thera-Band® in Richtung Knie. Die Fußspitze darf leicht nach außen zeigen. Halten Sie die Dehnung 30 Sekunden und lassen Sie den Atem gelöst fließen. Im Wechsel mit dem anderen Bein üben.

6.9 ÜBUNGSPROGRAMM 9 – ÜBUNGEN IM LIEGEN (U. A. MIT REDONDO® BALL UND THERA-BAND®)

In der gestreckten Rückenlage ist zu beachten, dass es für die Knie immer günstig ist, diese mit einer Knierolle oder zusammengerollten Handtüchern zu unterlagern. Auch ein kleines Kissen unter dem Kopf ist angenehm und empfehlenswert.

Übungen aus diesem Programm können auch gerne an jedes andere Übungsprogramm angehängt werden.

ÜBUNG 1

MOBILISATION DER KNIEGELENKE, GELENKSCHMIERE ANREGEN

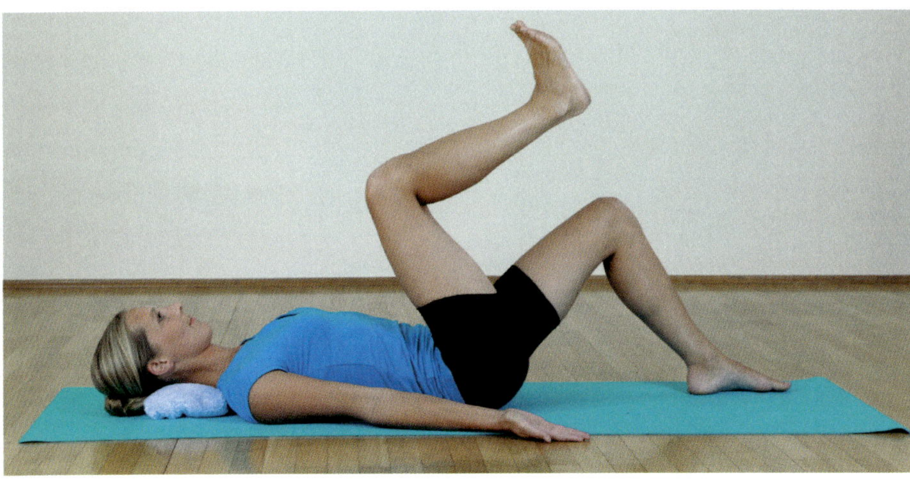

Legen Sie sich auf den Rücken und stellen Sie beide Beine so auf, dass Unter- und Oberschenkel etwa einen 90°-Winkel bilden; die Arme liegen seitlich neben dem Körper mit den Handflächen nach oben. Die Füße und Knie stehen hüftbreit auseinander; die Fußspitzen zeigen nach vorn und leicht nach außen.

- Ziehen Sie das rechte Knie zum Bauch und fahren Sie dann mit diesem Bein in der Luft Rad. Achten Sie darauf, dass die Lendenwirbelsäule dabei am Boden bleibt und dass Knie und Fuß in einer Linie bleiben; 30-60 Sekunden lang. Im Wechsel mit dem anderen Bein üben.

Hinweis: Sie können bei dieser Übung auch gut Gewichtsmanschetten benutzen.

Variation:

Wenn es Ihre Verfassung zulässt, können Sie auch mit beiden Beinen gleichzeitig üben.

ÜBUNG 2

KRÄFTIGUNG DER HINTEREN BEINMUSKULATUR

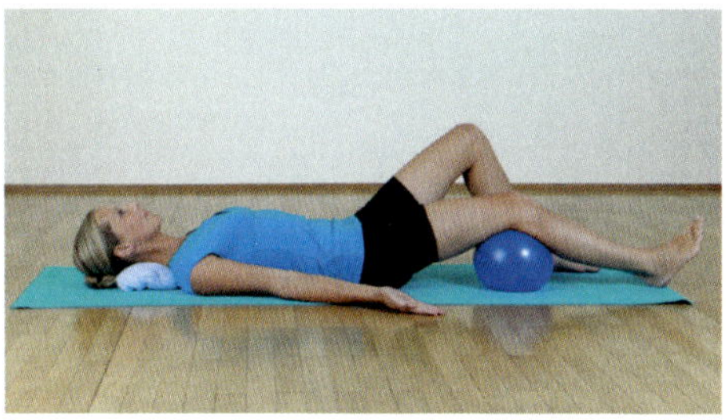

Rückenlage, beide Beine sind aufgestellt. Strecken Sie dann ein Bein und legen Sie einen weichen Ball, z. B. Redondo® Ball oder eine Knierolle unter ein Knie.

- Drücken Sie mit diesem Knie kräftig nach unten gegen den Ball; 6-10 Sekunden die Spannung halten, dann locker lassen. Nach 6-10 Wiederholungen mit dem anderen Bein üben. Achten Sie dabei darauf, dass die Lendenwirbelsäule und auch die Ferse während der Anspannungsphase fest auf dem Boden bleiben.

ÜBUNG 3 –

MOBILISATION DES KNIEGELENKS

Ausgangsstellung wie bei Übung 2.

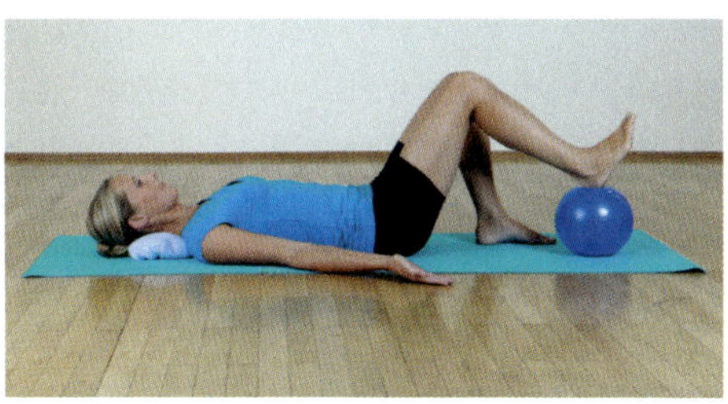

Legen Sie nun einen Fuß auf den Ball und rollen Sie den Ball mit dem Fuß langsam so weit wie möglich vor und wieder zurück; 30-60 Sekunden, dann den Fuß wechseln. Das andere Bein bleibt dabei aufgestellt und die Lendenwirbelsäule am Boden.

- Üben Sie wechselseitig und spüren Sie bewusst die Mobilisierung im Kniegelenk.

Variation:

Diese sehr empfehlenswerte Mobilisierungsübung kann auch gut im Sitzen auf dem Boden mit hinten aufgestützten Händen oder auf dem Stuhl ausgeführt werden.

ÜBUNG 4

KRÄFTIGUNG DER MUSKULATUR DER BEININNENSEITE (ADDUKTOREN)

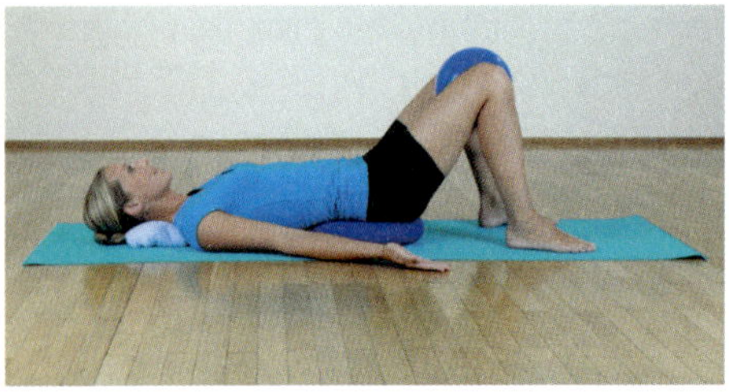

Legen Sie sich auf den Rücken, stellen Sie die Füße hüftbreit auf und legen Sie einen (Redondo®-) Ball zwischen beide Knie. Die Arme liegen seitlich neben dem Körper und die Handflächen zeigen nach oben.

- Drücken Sie dann den Ball kräftig mit den Knien zusammen und spüren Sie die Kräftigung der Muskeln der Beininnenseite; die Spannung 6-10 Sekunden halten, dann loslassen. Den Atem fließen lassen und nicht anhalten.

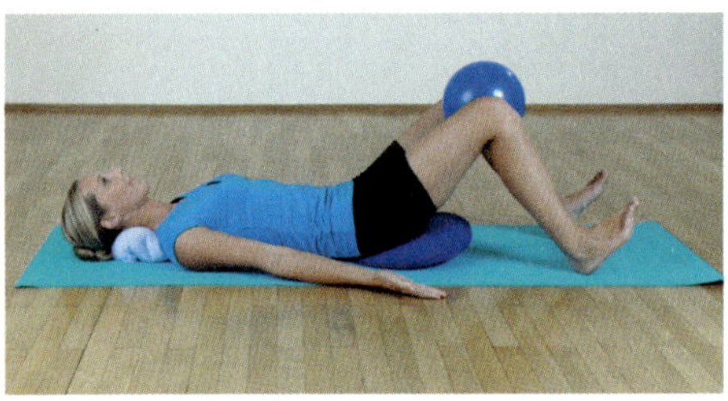

Variation

Übung wie oben, aber die Fersen aufstellen und nach unten in den Boden drücken.

ÜBUNG 5

DEHNUNG DER MUSKELN DER BEININNENSEITE

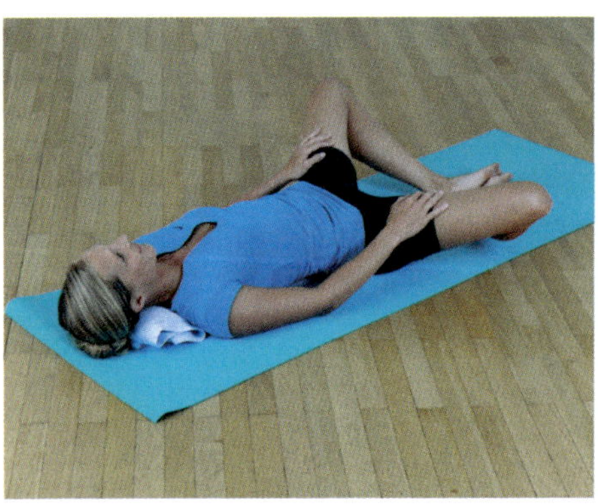

Legen Sie sich auf den Rücken, stellen Sie die Beine auf und setzen Sie die Füße eng zusammen.

- Dann lassen Sie die Knie langsam nach außen sinken und legen die Hände auf die Innenseiten der Oberschenkel.
- Lassen Sie den Atem während dieser Dehnungsübung ganz gelöst fließen. Lassen Sie die Knie noch ein wenig tiefer

sinken, indem Sie immer noch mehr loslassen. Versuchen Sie, die Dehnung 30 Sekunden oder mehr zu spüren.

Hinweis: Diese Übung ist weniger empfehlenswert, wenn Sie Probleme mit den Hüftgelenken bzw. eine Hüftprothese haben.

ÜBUNG 6
KRÄFTIGUNG DER KNIEBEUGEMUSKULATUR

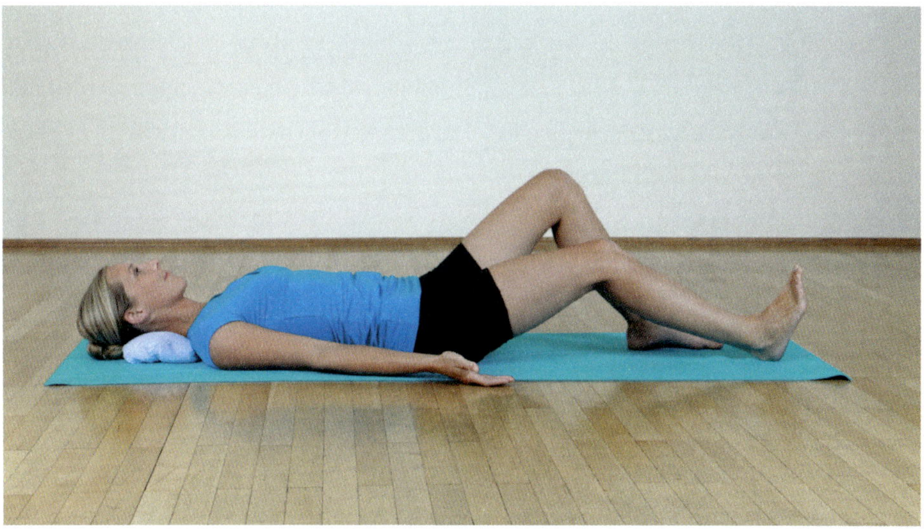

Legen Sie sich auf den Rücken und stellen Sie die Beine im 90°-Winkel auf, sodass die Füße und Knie hüftbreit auseinanderstehen und auf einer Linie liegen.

- Schieben Sie nun sehr langsam und in gerader Linie die rechte Ferse am Boden nach vorne und ziehen Sie sie dann wieder langsam in Richtung Gesäß zurück. Üben Sie dann ebenso langsam mit dem anderen Bein.

Variation

Legen Sie ein Tuch unter die Ferse des Bewegungsbeins, drücken Sie die Ferse dann nach unten und schieben Sie sie auf dem Tuch nach vorne und wieder zurück.

ÜBUNG 7

KRÄFTIGUNG DER KNIEBEUGEMUSKULATUR

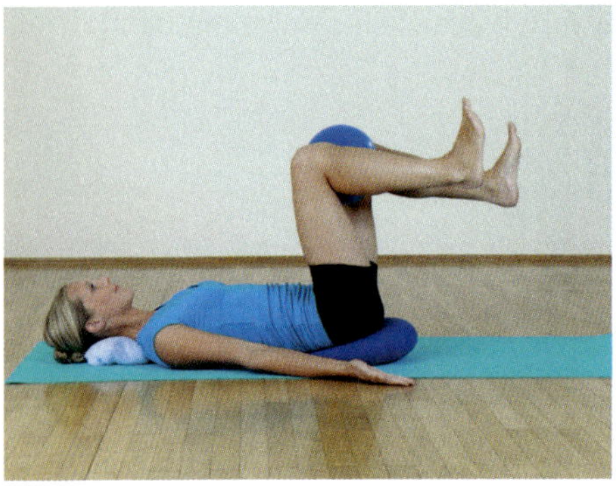

Legen Sie sich auf den Rücken und legen Sie die Arme seitlich neben sich, wobei die Handflächen nach oben zeigen.

- Ziehen Sie beide Knie im 90°-Winkel zum Bauch und legen Sie einen Ball dazwischen.
- Ziehen Sie dann im Wechsel das rechte und linke Knie einige Zentimeter zu sich her. Der Ball rollt bei dieser Bewegung leicht mit. Achten Sie darauf, dass die Unterschenkel dabei parallel zum Boden bleiben.

Variation

Ausgangsstellung wie oben; dann wie bei Übung 4 den Ball mit den Knien zusammendrücken und wieder locker lassen.

ÜBUNG 8

DEHNUNG DER HINTEREN BEINMUSKULATUR

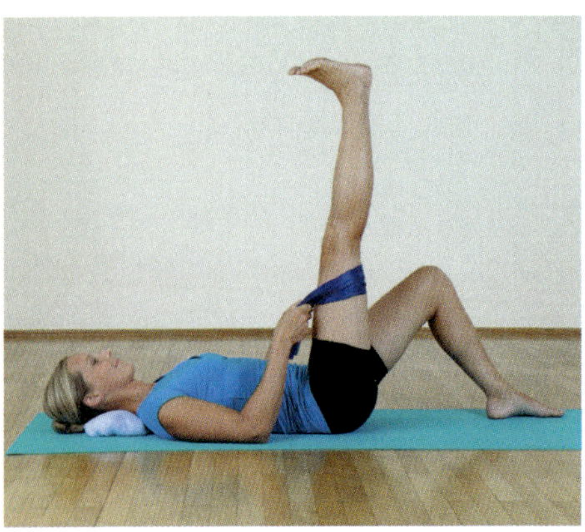

Legen Sie sich auf den Rücken und stellen Sie die Beine im 90°-Winkel auf.

- Ziehen Sie dann das rechte Knie in Richtung Bauch und legen Sie die Hände hinter den Oberschenkel.
- Schieben Sie nun die Ferse langsam in Richtung Decke, bis ein Zuggefühl entsteht; den Vorfuß bewusst nach unten ziehen. Halten Sie die Dehnung etwa 20 Sekunden.
- Dann das gestreckte (nicht überstreckte) Bein in Richtung Körper ziehen; weitere 20 Sekunden halten. Im Wechsel mit dem anderen Bein üben.

Variation

Wie oben, jedoch ein zusammengefaltetes Handtuch oder ein zusammengelegtes Thera-Band® hinter den Oberschenkel des Spielbeins legen. Halten Sie das Band mit beiden Händen seitlich fest. Dann die Ferse in Richtung Decke schieben und die Dehnung etwa 20 Sekunden lang halten.

ÜBUNG 9

STRETCHING: KRÄFTIGUNG UND DEHNUNG DER BEINRÜCKSEITE

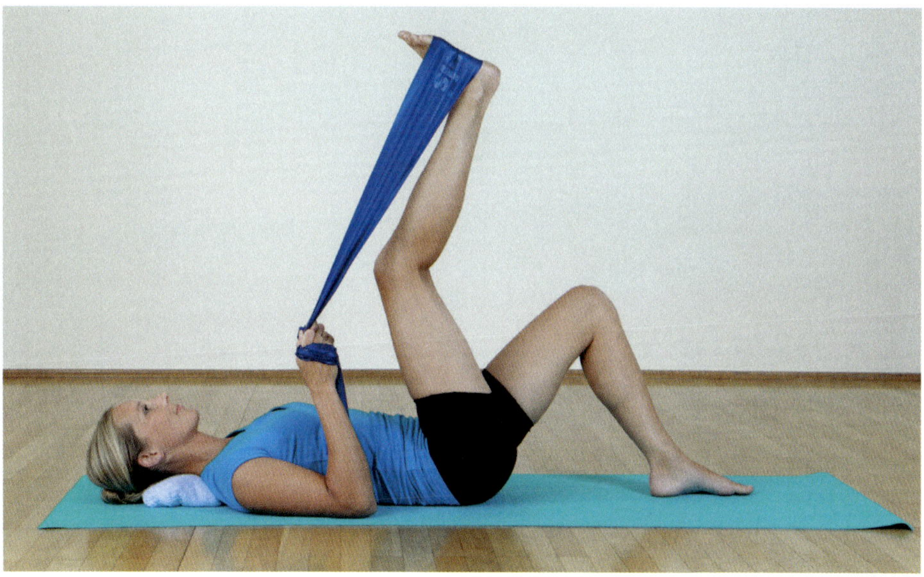

Legen Sie sich auf den Rücken und stellen Sie die Beine im 90°-Winkel auf.

- Ziehen Sie dann das rechte Knie zum Bauch und legen Sie ein Thera-Band® über den rechten Vorfuß. Spannen Sie das Thera-Band® und halten Sie es neben Ihrem Körper mit den Händen fest.
- Strecken und beugen Sie das Bein gegen den Widerstand des Thera-Bandes® im fließenden Wechsel; etwa 30 Sekunden lang.
- Halten Sie das Bein dann gestreckt nach oben und ziehen Sie den Vorfuß mit dem Thera-Band® nach unten und gleichzeitig das Bein in Richtung Körper.
- Die Dehnung etwa 30 Sekunden lang halten, dann das Bein abstellen und mit dem anderen Bein üben.

ÜBUNG 10

KRÄFTIGUNG DER BEINAUSSENSEITE

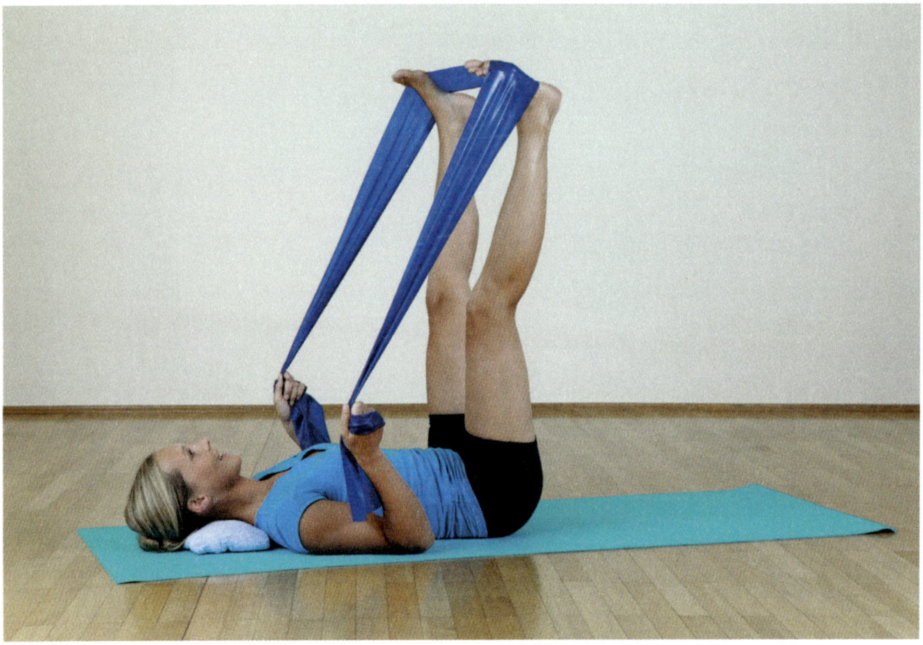

Legen Sie sich auf den Boden und stellen Sie beide Beine im 90°-Winkel auf.

- Legen Sie dann ein Thera-Band® über beide Fußsohlen und strecken Sie die Beine nach oben in Richtung Decke. Die Füße sind hüftbreit auseinander und die Fußspitzen zeigen nach vorne in Richtung Körper. Die Fußspitzen dürfen außerdem ganz leicht nach außen zeigen, sollten aber in einer Linie mit den Knien bleiben. Achten Sie außerdem darauf, dass die Kniegelenke nicht völlig durchgestreckt sind, sondern leicht gebeugt bleiben.
- Federn Sie nun beide gestreckten Beine minimal nach außen und wieder zurück; etwa 30-60 Sekunden lang, dann die Beine wieder abstellen und kurz ausruhen.

ÜBUNG 11
DEHNUNG DE BEININNENSEITE

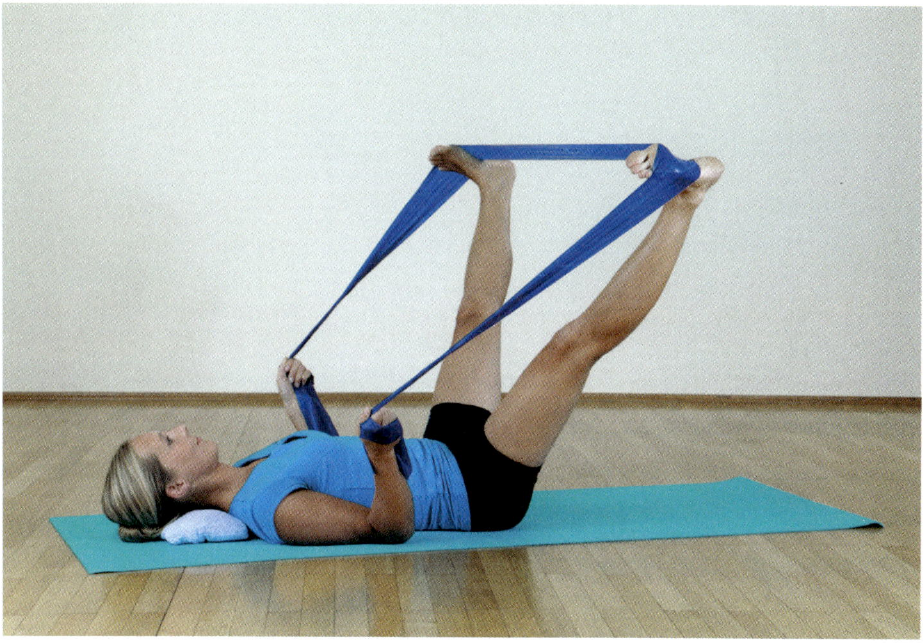

Legen Sie sich auf den Boden und ziehen Sie wieder beide Knie zuerst zum Bauch.

- Legen Sie das Thera-Band® über die Vorfüße und strecken Sie dann die Beine nach oben in Richtung Decke; die Fußgelenke sind nach vorne gebeugt.
- Dann die Beine innerhalb des Thera-Bandes® so weit wie möglich nach außen grätschen und diese Dehnung 30 Sekunden lang halten.
- Dann die Beine wieder schließen, senken und aufstellen. Der Dehnung einen Moment nachspüren, dann das Ganze wiederholen.

9.10 ÜBUNGSPROGRAMM 10 – HILFE BEI ARTHROSE – AUCH ZUR VORBEUGUNG 1

EINLEITUNG

Nirgendwo werden aufgrund von Knieschmerzen so viele künstliche Kniegelenke eingesetzt wie in Deutschland. Verschiedene Studien (z. B. die Bertelsmann-Studie) besagen, dass drei von vier Operationen völlig unnötig sind. Diese Studie weist auch darauf hin, dass immer mehr unter 60-Jährigen eine Knieprothese eingesetzt wird. Aber je jünger die Patienten sind, umso höher ist die Wahrscheinlichkeit, dass die Prothese später ausgewechselt werden muss. Das Magazin *Focus* weist darauf hin, dass der weltweit anerkannte Kniespezialist Hans Pässler gegen zu viele Eingriffe wettert und stattdessen für knieschonende Therapien plädiert. Er betont außerdem:

„Wenn ihm (Patient) der Arzt sagt, dass er eine beginnende Knie-Arthrose habe und die Magnetresonanztomografie einen Meniskus-Einriss gezeigt habe, sollte der Patient einer OP-Empfehlung nicht blind folgen. Es kann zum Beispiel viel nützen, den richtigen Sport zu wählen. Motto: Fahrrad fahren und schwimmen statt joggen und Tennis spielen."... und: „Ursache der Schmerzen sind in nahezu allen Fällen ***unnachgiebige Muskeln und Faszien****, die starke Spannungen aufbauen, durch die der Knorpel in den Kniegelenken zusammengepresst und zerstört wird."*

Um Arthrose in den Kniegelenken zu vermeiden und abzuschwächen, müssen die **muskulär-faszialen Spannungen** in den Füßen, Beinen und im Becken **vermindert** werden, denn zu hohe dauernde Zugverhältnisse an Gelenken, Sehnen und Bändern sind häufig Auslöser für Schmerzen und Knieprobleme . Kniespezialisten und Therapeuten machen dauernd die Erfahrung: Am wirkungsvollsten gegen Knieschmerzen und Gelenkverschleiß ist zuerst eine Lockerung und Normalisierung der Muskelverspannungen und des verhärteten sowie verklebten Fasziengewebes. Danach sollten die Muskeln um das Knie herum aufgebaut werden, weil starke und gesunde, gut durchblutete Muskeln belastbarer sind. – Genau dies können Sie mit diesem Übungsprogramm erreichen. Je regelmäßiger Sie die

Übungen ausführen, um so besser. Verspanntes, verkürztes Muskelgewebe und verklebte Faszien lösen sich, wenn regelmäßig geübt wird bzw. diese behandelt werden. Natürlich ist auch die Haltungskontrolle im Alltag wichtig: z.B. weiches Gehen, das Knie zwar bewegen, aber nicht mit zu schweren Gewichten überlasten. Wenn Sie viel sitzen, die Muskeln, die sich dabei verkürzen, auch zwischendurch dehnen.

ÜBUNG 1

ACHTEN SIE AUF DIE RICHTIGE BEINACHSE UND IHRE HALTUNG

Zu den meisten Ursachen für Kniearthrose zählen Fehlstellungen und Fehlbelastungen der Gelenke. Achten Sie deshalb im Alltag, egal, ob beim Gehen, Stehen, Treppensteigen, Sitzen oder Aufstehen auf Ihre Beinachsenstellung. Die Knie sollten idealerweise über die Füße zeigen. Dann werden die Gelenke optimal bzw. axial (senkrecht zur Achse) und nicht einseitig belastet.

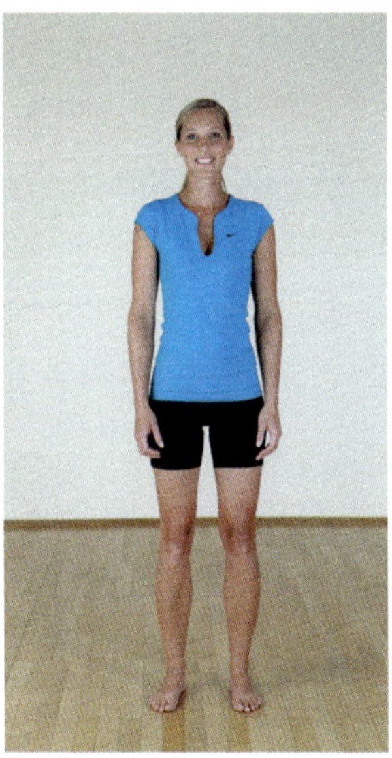

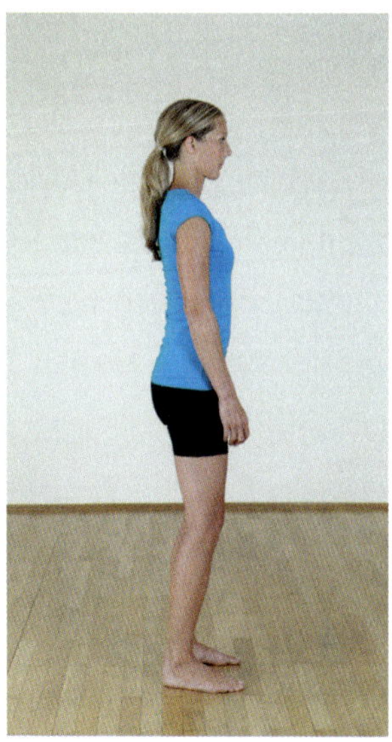

- Stellen Sie sich aufrecht vor einen Spiegel: Die Füße stehen hüftbreit auseinander und die Füße zeigen geradeaus. Die Knie sind nicht überstreckt. Die Kniescheiben zeigen wie zwei Scheinwerfer nach vorn. Die Schultergelenke befinden sich über den Hüftgelenken und der Nacken ist lang.
- Nun verlagern Sie das Gewicht auf ein Bein und kommen in eine langsame Gehbewegung. Denken Sie dabei an die Knie, die nicht nach innen oder außen abknicken sollten.

Tipp: Denken Sie auch beim Radfahren an die Knie und die Scheinwerfer.

ÜBUNG 2

DENKEN SIE AN DIE FÜSSE – WEICHES ABROLLEN SCHONT DIE KNIEGELENKE

Die Füße tragen beim Gehen und Stehen ein Leben lang das gesamte Körpergewicht. Beim Gehen wird *die Belastung beim Aufsetzen der Ferse stoßartig* auf den Fuß übertragen. Dies überträgt sich dann auch auf die Sprung-, Knie-, Hüft- und Wirbelsäulengelenke. Die Stoßwelle setzt sich durch den ganzen Körper fort – bis zum obersten Halswirbel und Schädel. Bei Kniegelenksschmerzen und um Arthrose vorzubeugen, ist es anzuraten so früh wie möglich auf die Gehbewegung und die Füße zu achten. Eine weiche Fußsohle kann die Aufprallenergie etwas abfedern.

Nun zu der Übung:

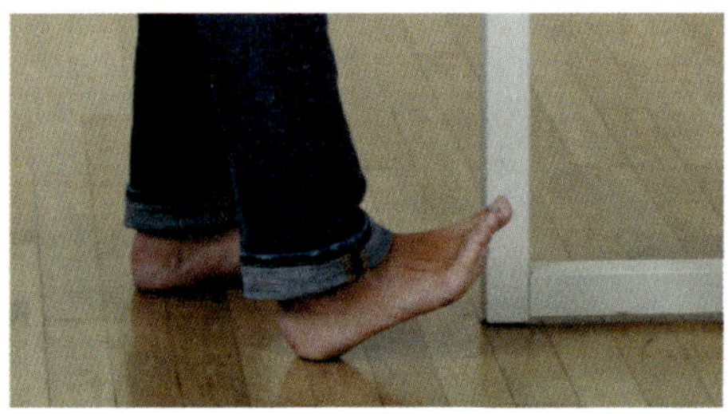

- Gehen Sie – zunächst gerne ohne Schuhe – durch den Raum, hin und her, und achten Sie auf die Gehbewegung. Wie gehen Sie? Würden Sie Ihr Gangbild eher als hart oder als weich bezeichnen?
- Nun konzentrieren Sie sich bewusst auf die Abrollbewegung des ganzen Fußes. Setzen Sie die Ferse bewusst weich auf und rollen Sie den Fuß über den Mittel- zum Vorfuß weich ab. Denken Sie dabei an die Rollbewegung eines Rades. Gehen Sie auf diese Weise einige Minuten durch den Raum und denken Sie später auch im Alltag, z. B. beim Spazieren, an diese weiche Abrollbewegung der Füße.

Variation

Legen Sie ein Seil auf den Boden oder markieren Sie eine gerade Linie auf dem Boden. Gehen Sie dann wie oben über diese Linie und rollen Sie die Füße bewusst ab. Machen Sie kleine Schritte. So schulen Sie auch noch den Gleichgewichtssinn.

ÜBUNG 3
FUSSSOHLEN ABROLLEN UND MASSIEREN

Die Plantarfaszie, die über die Fußsohle läuft, ist für die Elastizität beim Gehen verantwortlich. Häufig ist sie zu angespannt und kann das Fußgewölbe nicht genug stabilisieren. Einen verspannten Nacken spüren wir schnell und massieren ihn, aber der verspannten Fußsohle schenken wir meistens zu wenig Aufmerksamkeit. Sie sollte häufig abgerollt und massiert werden, denn eine elastische Plantarfaszie ist auch für das Kniegelenk sehr wertvoll. Eigentlich hat sie auf den gesamten Körper Auswirkungen.

- Setzen Sie sich auf einen Stuhl und stellen Sie einen Fuß auf einen Tennis- oder Igelball. Bewegen Sieden Fuß über den Ball und rollen Sie ihn nach vorn und hinten, später auch von rechts nach links und umgekehrt. Variieren Sie ab und zu in der Richtung. Sie können auch kreisen oder manchmal mit einer Stelle der Fußsohle auf dem Ball bleiben und für 3-6 Sekunden Druck ausüben, dann wieder lockerlassen.

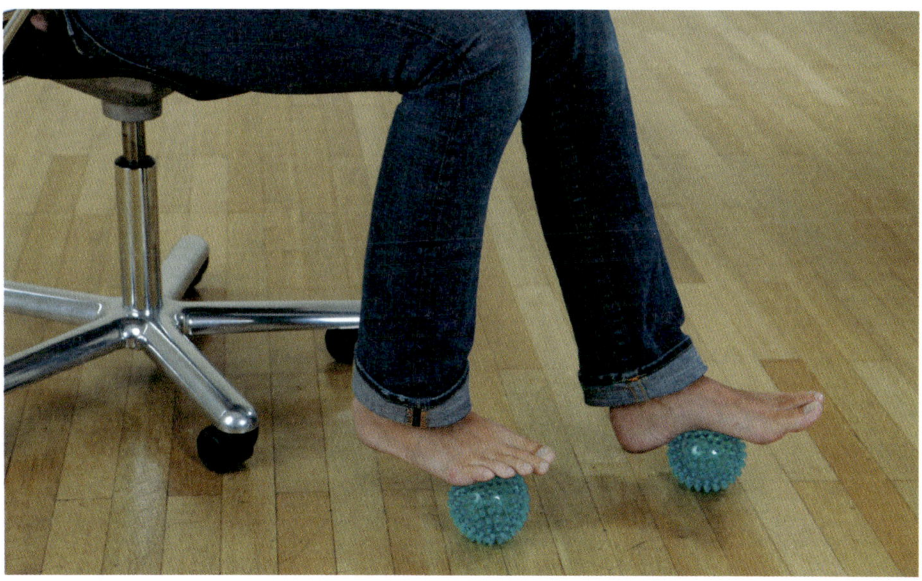

6

Variation

Legen Sie unter jede Fußsohle einen Ball und rollen Sie mit beiden Füßen gegengleich über die Bälle.

Diese Übung können Sie auch unter jedem Tisch, z.B. Ihrem Schreibtisch ausführen.

ÜBUNG 4

UM DAS KNIE HERUM MASSIEREN, MIT UND OHNE NOPPENBALL

- Setzen Sie sich auf einen Stuhl und lassen Sie die Füße fest auf dem Boden stehen. Legen Sie einen Noppenball außen auf die Stelle oberhalb der rechten Kniescheibe. Legen Sie beide Hände übereinander auf den Ball und üben Sie 10-15 kleine Druckbewegungen auf diese Kniestelle aus.

- Setzen Sie dann den Ball ein wenig zur Mitte hin und wiederholen diese Pushbewegung, danach den Ball oberhalb der Kniescheibe nach innen (links) versetzen. Anschließend rollen Sie den Ball 8-10 Mal um das Knie herum. Danach das Bein wechseln.

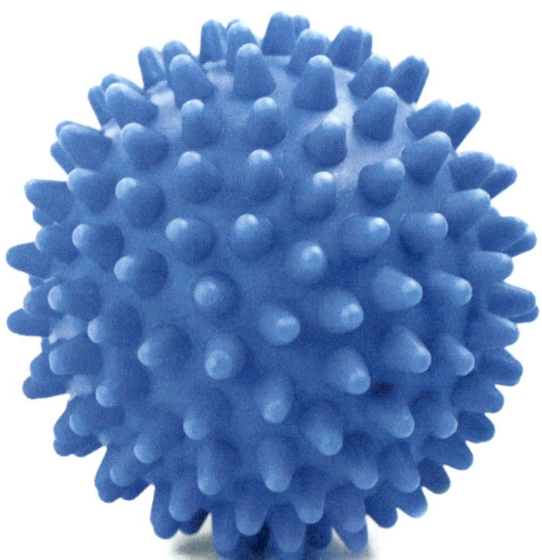

ÜBUNG 5

GELENKSCHMIERE ANREGEN – MOBILISATION – KNORPELMASSAGE

Diese Übung lege ich Ihnen ganz besonders ans Herz. Sie ist sehr leicht und fast überall auszuführen und regt die Gelenkschmiere besonders gut an. Der wichtige Knorpel wird über die Gelenkflüssigkeit ernährt. Im Gehen und Stehen wird unser Körpergewicht stets von den Beinen getragen. Die dauernde Druckbelastung führt dazu, dass der Gelenkknorpel schlecht ernährt wird und verschleißt. Deshalb sind täglich Erholungspausen für das Knie wichtig. Bei dieser Übung werden das Knie und der Knorpel nicht nur entlastet, sondern durch die leichte unbelastete Bewegung ernährt.

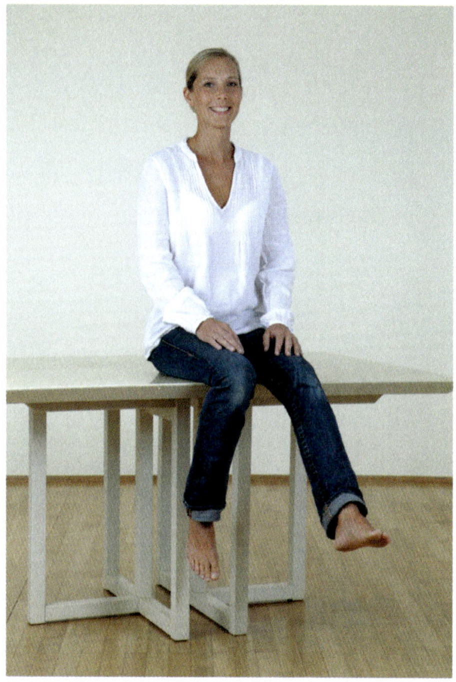

- Setzen Sie sich aufrecht auf einen Tisch oder eine hohe Bank und lassen Sie die Beine baumeln. Lassen Sie dann die Unterschenkel so lange Sie wollen locker gegengleich vor und zurückpendeln.

6

Die Entlastung der Kniegelenke können Sie mit schweren Schuhen oder Gewichtsmanschetten verstärken.

Weitere Möglichkeit: Sie können diese lockere Pendelbewegung auch auf einem normalen Stuhl üben. Nehmen Sie dann einen Stab (Besenstil) oder ein kurz gefasstes zusammengerolltes Handtuch und legen Sie den Oberschenkel darauf. Üben Sie dann zuerst mit dem einen, dann mit dem anderen Bein.

ÜBUNG 6

MOBILISATION DES KNIEGELENKS – KNORPELMASSAGE MIT ANSCHLIESSENDER DEHNUNG

- Setzen Sie sich auf die Vorderkante eines Stuhls und legen Sie ein zusammengerolltes Handtuch unter den rechten Oberschenkel (nah am Knie). Halten Sie die Handtuchenden nah am Bein fest und heben Sie das rechte Knie an.
- Pendeln Sie nun den Oberschenkel 3 Mal nach hinten und nach vorne. Beim 4. Mal strecken Sie das Bein nach vorne und ziehen die Fußspitze in Richtung Knie. Die Dehnung 6-10 Sekunden halten, dann wieder das Bein locker pendeln lassen. 4-6 Mal, dann das Bein wechseln.

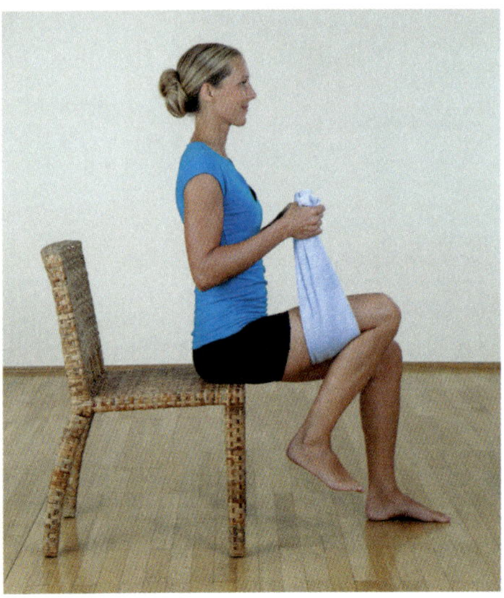

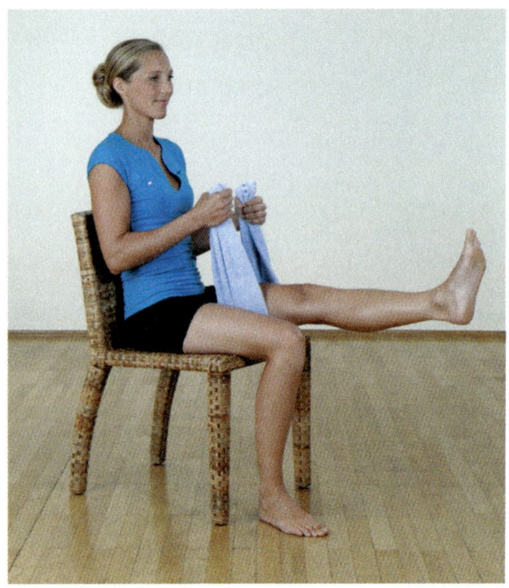

Variation

Dehnung und Kräftigung

Heben Sie den rechten Oberschenkel mit dem Handtuch wie oben wieder an. Drücken Sie dann den Oberschenkel kräftig nach unten gegen das Handtuch; die Spannung 6-10 Sekunden halten, dann diese Muskelspannung lösen und anschließend zur Dehnung das Bein nach vorne strecken und die Fußspitze in Richtung Knie ziehen. Die Dehnung 10-20 Sekunden halten. Dann wieder locker pendeln.

ÜBUNG 7

MOBILISATION – KRÄFTIGUNG UND GLEICHGEWICHT – BEINACHSENTRAINING

Gleichgewichtsübungen fordern und fördern viele Muskeln. Bei dieser Übung geht es um Gleichgewicht sowie Kräftigung und Mobilisation des Kniegelenks.

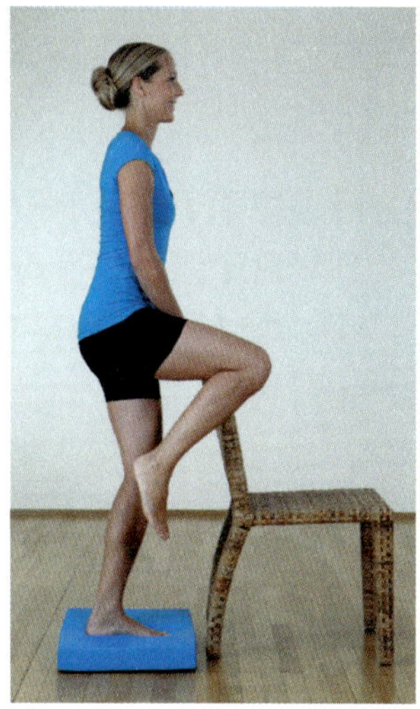

- Stellen Sie sich aufrecht auf den Boden. Die Fußspitzen zeigen geradeaus oder ein wenig nach außen. Die Knie sind minimal gebeugt und sind nach außen gespannt.
- Heben Sie zunächst die Knie abwechselnd so hoch wie möglich an; 15-20 Sekunden. Achten Sie dabei auf die gute Beinachsenstellung (siehe S. 50).
- Wenn Sie wollen, können Sie sich auch hinter einen Stuhl stellen, dessen Lehne Ihnen etwas Sicherheit bieten kann.
- Die Übung wird noch gehaltvoller, wenn Sie sich auf ein Balance Pad oder auf eine zusammengerollte Decke stellen und dann die Knie abwechselnd anheben.
- Heben Sie anschließend das rechte Knie bis in Höhe der Hüfte an und halten diese Position 10-15 Sekunden. Das Standbein bleibt stabil, das Knie ist nach außen gespannt und beide Beckenhälften befinden sich auf einer Linie (nicht auf der Standbeinseite abknicken). Stellen Sie dann den Fuß wieder ab und wiederholen Sie die Übung mit dem anderen Knie. Mit jedem Bein 4-8 Mal. Achten Sie unbedingt auf eine aufrechte Haltung und Stabilität im Standbein und Beckenbereich.

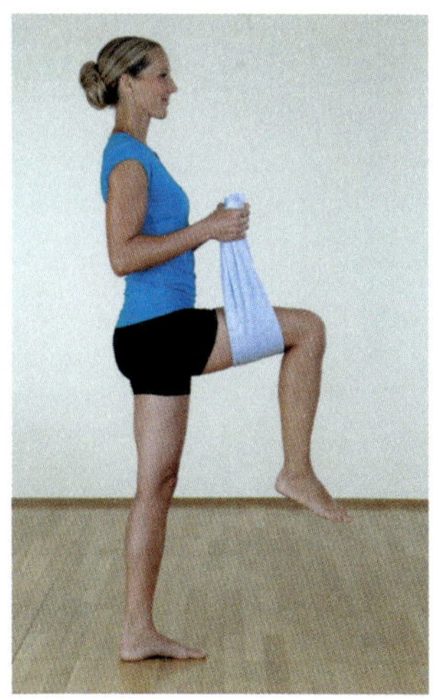

Variation

Heben Sie ein Knie mit Hilfe eines Handtuchs bis in die Waagerechte. Dann das Knie des Standbeins 8-15 Mal leicht beugen und strecken.

ÜBUNG 8
ENTSPANNUNG

- Legen Sie sich auf den Boden und schieben Sie sich ein Kissen unter den Kopf. Legen Sie dann die Unterschenkel auf einen Stuhl, Sessel oder einen Pezziball. Entspannen Sie in dieser Position und lassen Sie den Atem gelöst fließen. Die Knie sind in dieser Lage voll entlastet, aber auch der Rücken und die Hüftgelenke.

9.11 ÜBUNGSPROGRAMM 11 – HILFE BEI ARTHROSE – AUCH ZUR VORBEUGUNG 2

ÜBUNG 1
MOBILISATION UND KRÄFTIGUNG DER OBERSCHENKELMUSKELN – BEINACHSENTRAINING

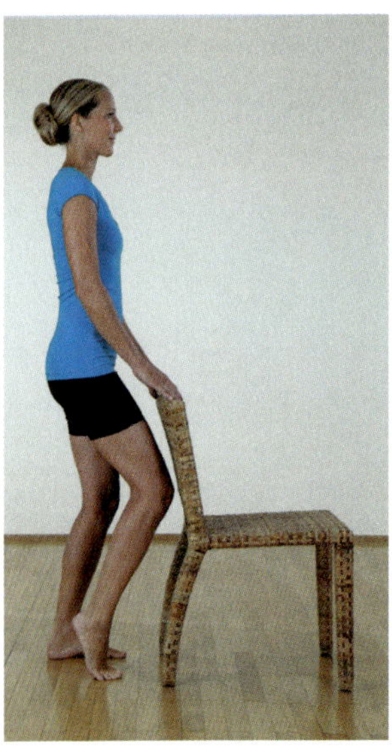

- Stellen Sie sich hinter einen Stuhl und legen Sie beide Hände auf die Lehne. Achten Sie auf einen korrekten Stand, bei dem die Knie hüftbreit geöffnet sind und über die Fußspitzen zeigen.
- Gehen Sie dann auf der Stelle, indem Sie jedesmal den absetzenden Fuß von der Fußspitze zur Ferse hin weich und bewusst abrollen. Zuerst heben die Füße beim „federnden Gehen" nicht ab. Die Zehen berühren immer den Boden. Nach einer Weile ziehen Sie dann die Knie beim „Gehen" ein wenig höher, sodass die Zehenspitzen auch abheben. Dann immer höher und höher; etwa bis die Knie die Waagerechte erreichen.
- Auf diese Weise 30-60 Sekunden oder länger gehen. Den Oberkörper dabei aufrecht halten. Die Knie und das Becken stabil halten.
- Zu dieser Übung können Sie auch sehr gut das Balance Pad benutzen.

ÜBUNG 2
GLEICHGEWICHT UND KRÄFTIGUNG

Gleichgewichtsübungen auf dem Balance Pad trainieren die Bein- und Kniemuskeln sowie die tiefen Becken- und Rückenmuskeln. Wenn kein Balance Pad vorliegt, kann man auch eine zusammengelegte Decke oder gerollte Matte benutzen.

- Legen Sie das Pad/die Matte hinter den Stuhl und legen Sie die Hände sanft auf die Lehne. Dann auf der Stelle gehen und abwechselnd ein Knie hochziehen.

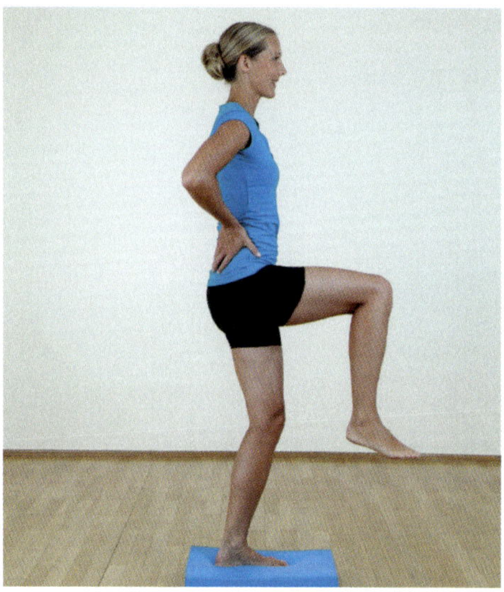

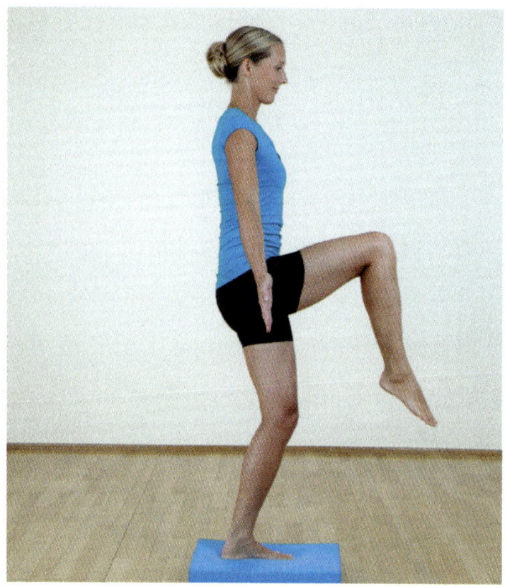

- Führen Sie diese Übung ohne Stuhl aus, wenn Sie sich sicher fühlen. (Zur Sicherheit können Sie ihn aber neben sich stellen). Nehmen Sie einen stabilen Stand ein und legen Sie die Hände seitlich auf die Beckenknochen. Ziehen Sie nun 10-20 Mal die Knie abwechselnd nach oben.

- Dann bleiben Sie einen Moment stehen und verlagern dann das Gewicht auf den rechten Fuß. Jetzt das linke Knie bis in die Waagerechte anheben (90°- Winkel) . Das Standbein bleibt leicht gebeugt und das Knie darf nicht nach innen abknicken (Scheinwerfer zeigt nach vorne).

- Halten Sie diese Position 6-10 Sekunden und stellen Sie dann das Bein wieder ab. Im Wechsel mit dem anderen Bein üben.

Variation

Wie oben, jedoch beide Arme zur Seite strecken und die Knie abwechselnd noch höher ziehen.

Noch anspruchsvoller: Gleichzeitig mit den Armen seitlich kleine Kreise zeichnen. Die Höhe der Arme kann variieren.

ÜBUNG 3

DEHNUNG DER HINTEREN OBERSCHENKEL- UND WADENMUSKULATUR

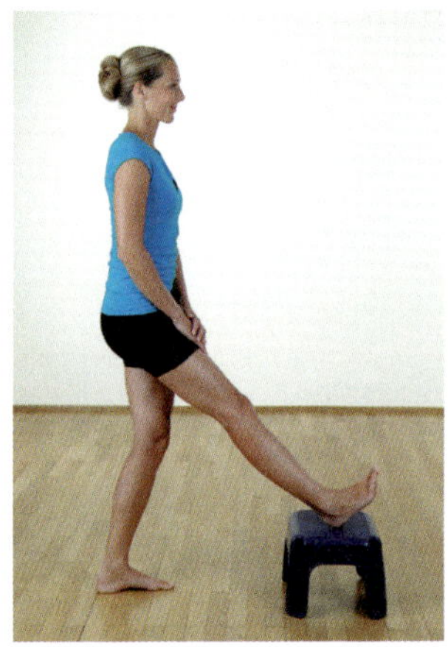

- Stellen Sie sich frontal vor eine Treppe. Wenn Sie wollen, können Sie sich mit einer Hand am Geländer festhalten.
- Heben Sie dann ein Bein an und setzen Sie die Ferse auf die zweite, dritte oder (je nach Trainingszustand) vierte Stufe. Die Fußspitzen des Standbeins zeigt nach vorne in Richtung Treppe. Das Knie des Standbeins ist ein klein wenig gebeugt. Das andere Bein ist gestreckt.
- Ziehen Sie nun den Fuß des aufgelegten Beines zum Körper hin an und spüren Sie dabei die deutliche Dehnung in der Wadenmuskulatur sowie der Achillessehne.

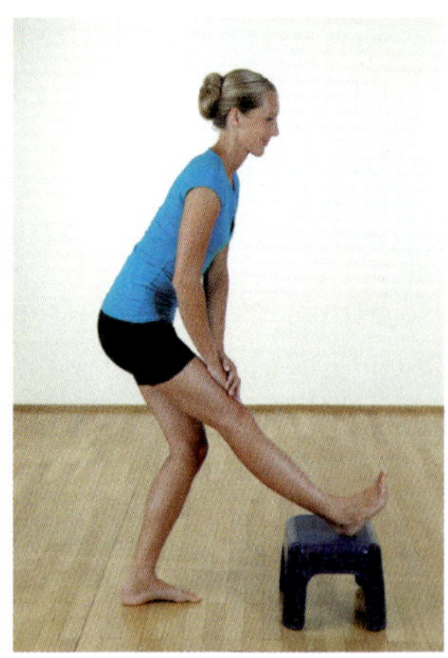

- Die Dehnung 20-30 Sekunden halten; danach strecken Sie die Fußspitze dieses Beines nach vorne und spüren die Dehnung in der vorderen Schienbeinmuskulatur sowie dem Fußrist.
- Halten Sie diese Dehnung ebenfalls 20-30 Sekunden; danach das Bein absetzen und nachspüren. Im Wechsel mit dem anderen Bein üben.

Variation

Um die hintere Oberschenkelmuskulatur zu dehnen, führen Sie die Übung wie oben aus, beugen jedoch den Oberkörper mit geradem Rücken aus den Hüftgelenken heraus ein klein wenig nach vorne.

- Wollen Sie lieber im Sitzen dehnen? Die gleiche Dehnung erreichen Sie, wenn Sie sich auf die Vorderkante eines Stuhls setzen und ein Bein auf einen Stuhl oder einen anderen Gegenstand vor Ihnen legen.
- Nehmen Sie die Arme hinter den Rücken und beugen Sie sich mit gerader Wirbelsäule etwas nach vorne.
- Ziehen Sie den Fuß des gestreckten liegenden Beines an und achten Sie darauf, dass das Knie gestreckt bleibt.
- Erspüren Sie die Dehnung in der Beinrückseite und halten Sie diese 20-30 Sekunden. Dann das Bein abstellen und mit dem anderen Bein üben.

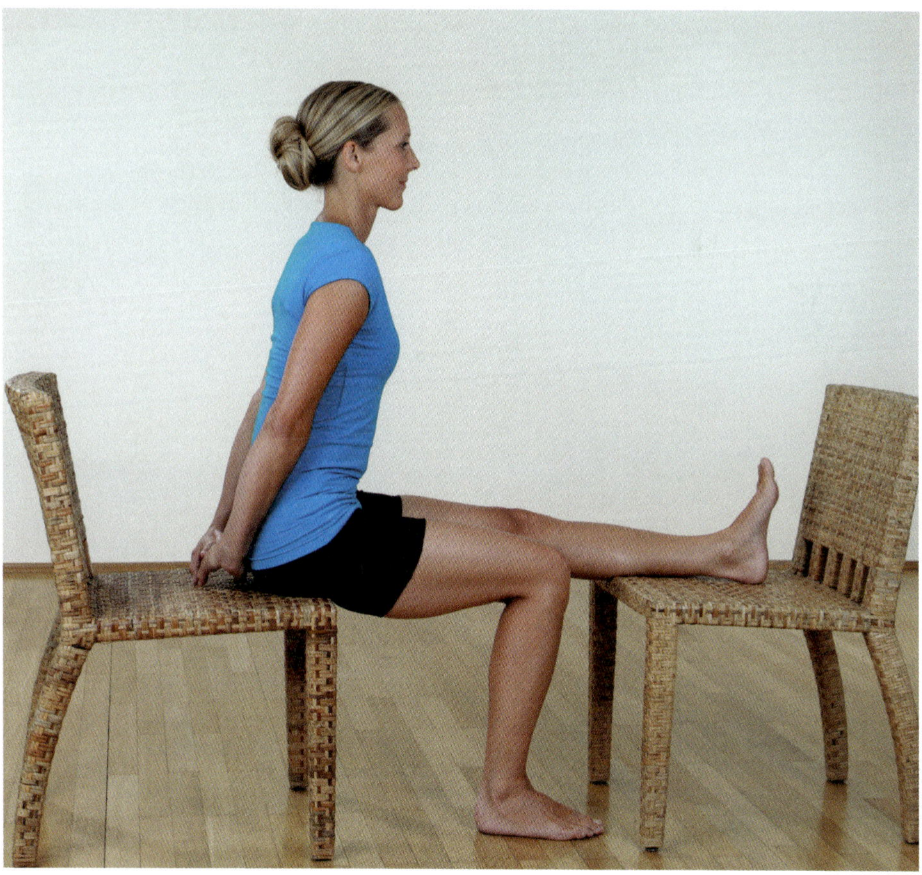

ÜBUNG 4

KRÄFTIGUNG DER OBERSCHENKELRÜCKSEITE

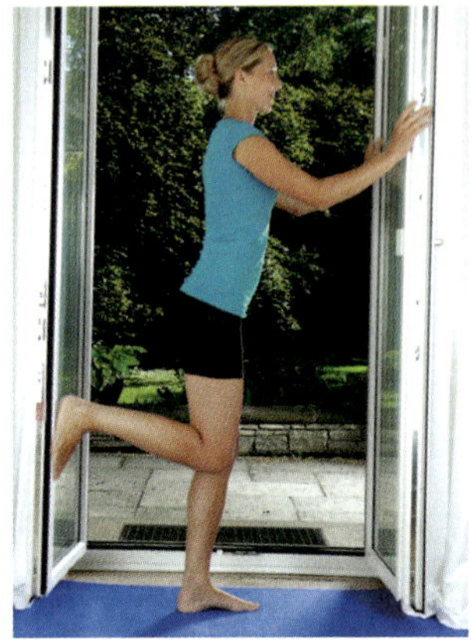

- Stellen Sie sich in einen Türrahmen und zwar nahe an den vorderen Türpfosten, den Sie ansehen. Legen Sie die Hände etwa in Schulterhöhe vorne von außen an den Türpfosten, um einen guten Halt zu haben.
- Beugen Sie dann einen Unterschenkel hinten an, sodass er etwa waagerecht ist und legen Sie die Fußsohle an den Gegenpfosten. Das Standbein bleibt im Knie leicht gebeugt und die Fußspitze sowie die Kniescheibe zeigen nach vorne. Das Knie ist nach außen gespannt.
- Drücken Sie mit der Fußsohle des gebeugten Beins kräftig nach hinten gegen den Pfosten und halten Sie die Spannung 8-12 Sekunden.
- Dann locker lassen und das Bein abstellen. Im Wechsel mit dem anderen Bein üben.

ÜBUNG 5

MOBILISATION DER KNIEGELENKE – GELENKSCHMIERE ANREGEN – KNORPEL ERNÄHREN

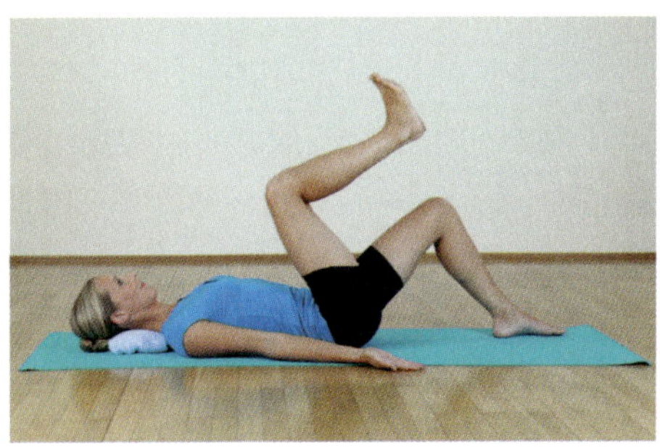

- Legen Sie sich auf den Boden und stellen Sie beide Beine auf. Die Arme liegen neben dem Körper und die Handflächen zeigen nach oben. Ziehen Sie dann die Knie zum Bauch und fahren Sie in der Luft Rad. Die Knieknorpel lieben diese Übung, denn sie wollen bewegt werden, aber ohne zu große Belastung. Ohne Bewegung verhungert der Gelenkknorpel, deshalb bietet diese Übung eine Möglichkeit, ihn jeden Tag aufzubauen – z. B. gleich morgens im Bett, mittags auf dem Boden und abends auf dem Sofa.

ÜBUNG 6

DIE HINTERE BEIN- UND DIE GESÄSSMUSKULATUR KRÄFTIGEN UND DEHNEN

- Legen Sie sich auf den Rücken und stellen Sie beide Beine auf. Die Arme liegen neben dem Körper und die Handflächen zeigen nach oben.
- Unterlagern Sie das Becken mit einem Kissen (evtl. Ballkissen) oder einem Balance Pad oder einer zusammengerollten Decke. Wenn Sie wollen, können Sie zwischen die Knie einen nicht zu kleinen Ball legen, um die Knie auseinander zu halten. Das muss aber nicht sein, wenn Sie darauf achten, dass die Knie hüftbreit auseinander bleiben.
- Stellen Sie dann die Füße auf und drücken Sie die Fersen in den Boden; gleichzeitig das Becken 10-20 Zentimeter anheben. Erspüren Sie die Anspannung in den hinteren Bein- und den Gesäßmuskeln. 12-15 Sekunden die Spannung halten und dabei weiteratmen.
- Danach das Becken ablegen und die Knie zum Bauch ziehen. Erspüren Sie nun die Dehnung der zuvor angespannten Muskeln.
- Die Dehnung ebenfalls 12-15 Sekunden halten, dann die Beinen wieder aufstellen. Die gesamte Übung 4-8 Mal wiederholen.

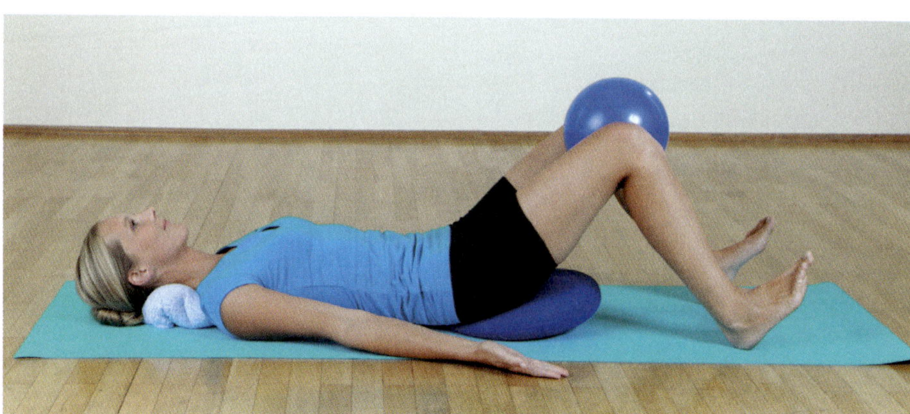

Achten Sie bei der Übung darauf, Schultern und auch die Gesichtsmuskeln (vor allem im Kieferbereich) entspannt zu lassen. Den Atem nie anhalten. Den Nacken lang halten; der Scheitel zieht leicht nach hinten.

ÜBUNG 7

KRÄFTIGUNG DER HINTEREN BEINMUSKULATUR

- Legen Sie sich auf den Rücken und stellen Sie beide Beine auf. Die Arme liegen neben dem Körper und die Handflächen zeigen nach oben.
- Strecken Sie dann ein Bein und legen Sie einen weichen Ball (Pilates- oder Redondo-Ball) oder eine Knierolle oder feste Handtuchrolle unter das Knie des gestreckten Beins.
- Atmen Sie durch die Nase ein; beim langsamen Ausatmen die Bauchmuskeln anspannen (Nabel nach innen ziehen) und das Knie kräftig nach unten gegen den Ball drücken (diesen zusammendrücken); den Fuß dabei anziehen, aber die Ferse auf dem Boden lassen.
- Beim Einatmen wieder locker lassen. Beim nächsten Ausatmen die Anspannung wiederholen, beim Einatmen locker lassen.

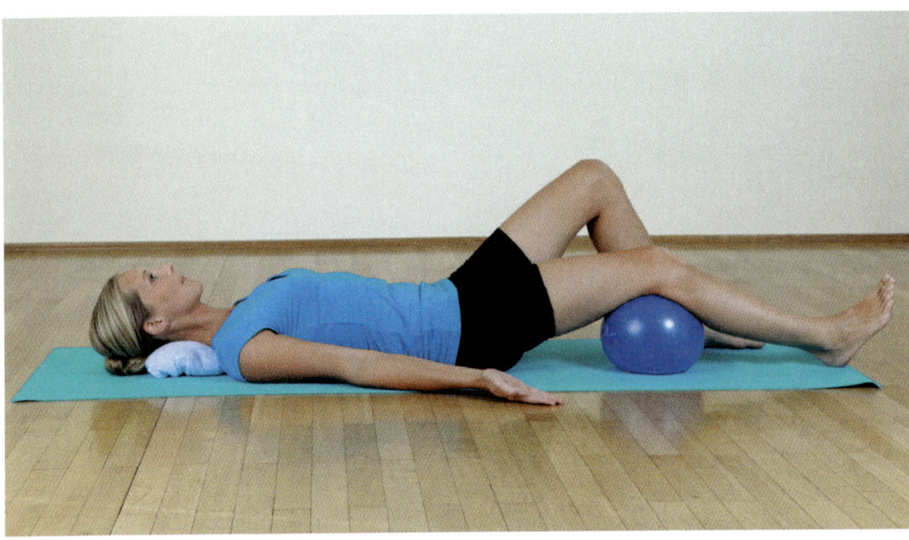

- Danach legen Sie die Ferse dieses Beines auf den Ball und rollen diesen 10-20 Mal locker vor und zurück.

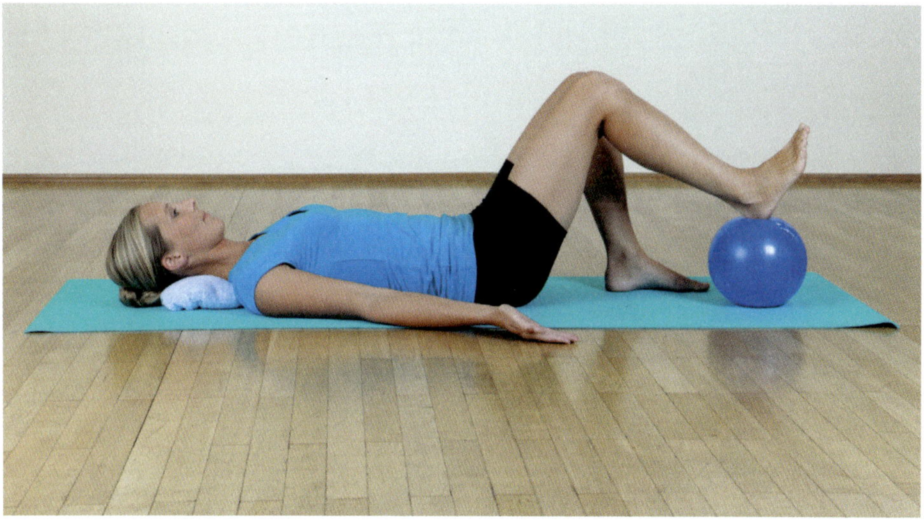

- Danach die Übung mit dem anderen Bein wiederholen.

ÜBUNG 8
ENTSPANNUNG

- Legen Sie sich auf den Boden und schieben Sie ein Kissen unter den Kopf. Legen Sie dann die Unterschenkel auf einen Stuhl, Sessel oder Pezziball. Entspannen Sie in dieser Position und lassen Sie den Atem gelöst fließen. Die Knie sowie Hüftgelenke und der Rücken sind in dieser Lage voll entlastet.

KAPITEL 7

FASZIENTRAINING FÜR DAS KNIE

7.1 WAS SIND FASZIEN?

Training der Faszien hilft unter anderem gegen Rückenschmerzen und Knieprobleme.

Das Fasziensystem ist seit ein paar Jahren neu im Fokus der Therapie. Lange Jahre wurde das Fasziensystem unterschätzt. Durch Forschungsarbeiten wurde ihre Bedeutsamkeit immer deutlicher.

Das fasziale Bindegewebe besteht überwiegend aus Wasser, Kollagen und Zucker-Eiweiß-Verbindungen. Ein weiterer Bestandteil ist außerdem ein bestimmter Klebstoff, das Fibrin.

7.1.1 EIGENSCHAFTEN DES KOLLAGENS IN FASZIEN

Kollagen zeichnet sich durch reißfeste Eigenschaften aus, die es erlauben, dass sich Gewebe verformen und einer Bewegung anpassen kann. Faszien passen sich Anforderungen an. Wenn jemand viel geht oder läuft, wird sich zum Beispiel die Oberschenkelfaszie an der Außenseite des Beins mehr ausbilden und festigen. Bei einem Reiter, der häufig auf dem Pferd sitzt, sind die Faszien der Innenseiten der Oberschenkel ausgeprägter.

Umgekehrt gilt: Faszien, die überdehnt werden, leiern aus und verlieren ihre Halteaufgabe und können dadurch Muskeln nicht mehr gut entlasten. Man denke dabei z. B. an den

„Schreibtischtäter", der oft stundenlang gebeugt sitzt und dabei die große Rückenfaszie überdehnt und ausleiern lässt.

Faszien umhüllen den Körper wie die Hülle einer Wurst und sie durchziehen ihn wie ein *dreidimensionales Spinnennetz* quer durch den Körper: von Kopf bis Fuß, von außen nach innen, von vorne nach hinten, wobei sie auch alle Organe mit einbeziehen. Sie bilden ein körperweites Netzwerk und geben dem ganzen Körper Struktur und Form. Sie umhüllen wie eine hauchdünne Küchenfolie alle Muskeln, jede Muskelfaser, Organe, wie Herz, Leber, Gehirn etc., Bänder, Sehnen, Gelenkkapseln, Knochen und sogar Nervenfasern; ohne Anfang und Ende.

Um ein Bild von Faszien zu bekommen, stelle man sich ein typisches Stück Roastbeef vor, das aus der Lende stammt. Die milchig-weiß Rückenfaszie sitzt sichtbar auf dem Fleisch. Innen ist es mit weißen Fäden durchzogen. Man kann sich auch die weißen Häutchen in Orangen oder Mandarinen vorstellen.

Ein dichtes Netzt von Kollagenfasern, die übereinander lagern, gleiten im optimalen Zustand geschmeidig aufeinander. Wasser spielt dabei eine große Rolle. Je mehr Wasser die Faszienfasern binden können, umso höher ist ihre Gleitfähigkeit und Verschiebbarkeit zu Nachbarstrukturen, ähnlich weniger Tropfen Wasser zwischen zwei Glasscheiben. Im jungen Alter ist ihr Wassergehalt und ihre Gleitfähigkeit hoch. Das macht sie elastisch wie eine Nylonstrumpfhose. Doch mit den Jahren verlieren sie Gewebsflüssigkeit und werden hart und spröde. Auslöser sind auch Stress, Verletzungen, Schonhaltungen und Bewegungsmangel.

Spröde, unelastische Faszien wirken wie Sand zwischen zwei Glasscheiben. Dann wird die Funktionalität zwischen Muskelfasern und Organen gestört.

7.1.2 AUFGABEN DER FASZIEN

Eine der wichtigsten Aufgaben der Faszien ist die Übertragung von Spannung. Sie übertragen mechanische Kräfte im Körper, verteilen diese, speichern Energie und wirken auch als eine Art Stoßdämpfer. Faszien sind für die Leistungsfähigkeit, die Koordination von Muskeln sowie die Kraftübertragung (z. B. von Muskeln auf Knochen) von enormer Bedeutung sind.

Je elastischer sie sind, umso besser können Kraftübertragungen stattfinden. Sie übertragen aber auch physische und psychische Spannungen im Körper. Durch psychischen Stress oder einseitige Belastungen (Fehl- oder Überbelastung der Muskulatur), aber auch nach Verstauchungen, Verletzungen, Operationen, können Faszienstränge verdicken, verhärten und verfilzen. Sie gleiten dann nicht mehr einwandfrei übereinander. Dann werden Bewegungen durch die fehlende Elastizität mühsamer und schmerzhafter.

Neben der Trennung einzelner Muskeln und Organe ist das Fasziengewebe auch für den Abtransport von Lymphflüssigkeit zuständig. Der Lymphfluss wird von Muskelbewegungen unterstützt. Verkürzte, verspannte Muskeln, die ein Gelenk blockieren, führen zu einem Stau der Lymphflüssigkeit, wodurch die Faszien verkleben. Faszienübungen wollen genau diese Verklebungen lösen und den Lymph- sowie Blutstrom anregen. Auch weist das fasziale Gewebe viele sensible Nervenenden (6 x mehr als in den Muskeln) und jede Menge Schmerz- und anderer Sinnesrezeptoren auf.

Gesunde Faszien sind hochelastisch, straff, stark, hoch belastbar, reißfest und widerstandsfähig. Sie zeichnen sich durch eine gute Durchblutung und einen hohen Wassergehalt aus. Das Gewebe ermöglicht mühelos gleitende Gelenksbewegungen in einer Vielzahl von Winkeln. Geschmeidige Fasern sorgen dafür, dass Bewegungen flexibel, leicht, harmonisch ablaufen können. Wasser spielt für ihre Funktionalität eine ganz besondere Rolle. Zu hohe oder einseitige Belastungen sowie Bewegungsmangel führen zu einer unerwünschten Entwässerung des Gewebes. Dadurch verliert es seine Elastizität, Belastbarkeit und Regenerationsfähigkeit. Elastische Fasern verfügen immer über einen hohen Wassergehalt, unelastische über einen niedrigen. Gesunde Faszien sind feucht (hoher Wassergehalt), schlüpfrig, weich, flexibel, dynamisch und reagieren auf Bewegungsimpulse elastisch.

Die Gesundheit der Faszien hängt von „Bewegung" ab. Faszien lieben es, in alle Richtungen gezogen, gedehnt und geschoben zu werden. Sie hassen Gleichförmigkeit und Einseitigkeit und freuen sich über dynamisches Sichbewegen (z. B. auf dem Bürostuhl) und Dehnen sowie über elastische Federungen. Außerdem sind gezielte Pausen nach gleichförmigen Haltungen oder Bewegungen (im Arbeits- und Büroalltag)wichtig.

7.1.3 WAS FASZIEN VERKLEBEN LÄSST

Bewegungsmangel, Fehlhaltungen, einseitige Belastungen, aber auch chronische Überforderung reichen schon, dass das empfindliche Gewebe dehydriert wird, austrocknet und an manchen Stellen verdickt und Risse bekommen kann. In verdickten Faszien wurden Entzündungsbotenstoffe nachgewiesen, die Mitverursacher für hartnäckige Schmerzen sein können, denn in den Faszien liegen jede Menge Schmerz- und andere Sinnesrezeptoren. Kommt es zu Entzündungen, bildet der Körper vermehrt Fibrin, ein „Klebeeiweiß", das die einzelnen Faszien verklebt. So kommt es zu verhärteten Muskelknoten, (Myogelosen) mit Schmerzen und Bewegungseinschränkungen. Später bilden sich sogenannte Triggerpunkte, mit ausstrahlenden Schmerzen.

Auf Bewegungslosigkeit reagiert das Gewebe mit ungeordnete, planlose Quervernetzungen, die das Gewebe verfilzen und unelastisch machen; mit sogenannten Crosslinks. Die Fasern gleiten nicht mehr aneinander vorbei, sondern verheddern sich. Der Anschaulichkeit halber denke man an einen zu heiß gewaschenen Pullover, dessen Maschen verfilzt sind.

7.1.4 FASZIENFITNESS FÜR DAS KNIE

Faszientraining löst verklebtes Gewebe, steigert die Hyaluronproduktion, bewirkt eine Steigerung der Belastbarkeit von Sehnen und Bändern und schützt die Muskulatur vor Verletzungen und beeinflusst durch (leichtes) Gleitverhalten die Gelenkbewegungen. Elastische Faszien unterstützen die Muskulatur.

Ziel des Faszientrainings ist das Zurückerobern und Aufbauen flexibler, elastischer, widerstandsfähiger Faszien. Diese sollen stabil und gleichzeitig geschmeidig sein. Erreicht wird dies durch dynamische Dehnung, elastische Federungen und durch Druck, z.B. mit einem Tennisball oder einer Schaumstoffrolle (z. B. Blackroll). Nur wenn sich Faszien zusammenziehen und dehnen, wird vernetztes Gewebe wieder mit Wasser versorgt, gleitfähig und die Gelenkelassen sich mühelos bewegen.

Die Faszien in die Länge zu ziehen und in einer möglichen Dehnendposition eine Weile zu verharren oder sanftes, elastisches Wippen an den Endpunkten einer Bewegungsposition sind typische Faszienübungen. Die federnden Dehnungen waren in den letzten Jahren als schädigend verpönt, erleben aber jetzt dank neuem Verständnis aktueller Forschungen eine Renaissance. Zum Faszientraining gehören schnelle und langsame Dehnungen. Bei den langsamen, dynamischen Dehnungsübungen werden nicht nur einzelne Muskeln gedehnt, sondern ganze Muskel- und Faszienverketten (myofasziale Ketten). Man geht davon aus, dass Faszien von der Fußsohle bis zum Kopf den ganzen Körper durchziehen. So kann die Plantarfaszie am Fuß Auswirkungen auf die Rücken- oder Nackenfaszie haben und umgekehrt.

Beim schnellen, dynamischen Dehnen werden innerhalb der Dehnpositionen zusätzlich verschiedene Dehnwinkelvariationen angewendet, sodass viele Faszienfasern angesprochen werden. Dies können seitliche, diagonale oder spiralförmige Verdrehungen sein. Am Spannungsende darf leicht gewippt werden. Auf diese Weise werden unterschiedliche Faszienvernetzungen stimuliert. Insgesamt sollte man immer auf schwungvolle, fließende, harmonische Bewegungen achten. Nach einer Phase der Belastung sollte eine Phase der Entspannung folgen.

Diese dreidimensionalen und wippenden Übungen werden als Fascial-Stretch-Übungen bezeichnet. Die regelmäßige Mobilisierung des Bindegewebes wirkt sich befreiend und wohltuend aus und löst Verspannungen. Verklebte Faszien lösen sich, die Durchblutung und die Gelenkbeweglichkeit nimmt zu. Der Stoffwechsel des Gewebes wird angeregt, sodass auch Entzündungsbotenstoffe abtransportiert werden können.

Besonders wertvoll: Dehnübungen regen die lokale Hydration, also die Durchfeuchtung des Gewebes, an: Unter Zug- und Dehnbelastungen werden die Faszien wie ein Schwamm ausgedrückt und saugen sich dann wieder mit frischem Gewebewasser voll. Deshalb sind auch angemessene Ruhepausen im Alltag nach Belastungen oder nach Übungen sinnvoll. – Nur wenn der Flüssigkeitsaustausch funktioniert und es nicht zu einem Wassernotstand kommt, sind freie Gleitbewegungen in unterschiedlichen Schichten möglich. Dr. Schleip, einer der führenden Experte dieser noch recht jungen Faszienforschung, erklärte dies so: „Unter dem Druck einer Dehnung, eines Balls etc. oder einer Massage (mit dem Ball oder einer Rolle) wird das Wasser aus den beanspruchten Geweben wie aus einem vollgesogenen Schwamm ausgepresst und transportiert auch Stoffwechselschlacken und

Lymphe ab. In einer darauf folgenden ein Entspannungsphase, strömt die Flüssigkeit wieder ein und der ‚Schwamm' saugt sich wieder voll mit frischem Gewebewasser. Dieser Austausch verbessert die Versorgung der Faszien."

Charakteristisch in der Fascial-Therapie sind auch Übungen, bei denen Druck ausgeübt wird. Man nennt dies Self Myofascial Release (SMR) oder Fascial Release. Das Drücken oder Ausrollen verklebter Faszien regt die Durchblutung an und bewegt die Schichten des Fasziensystems gegeneinander. Man kann dies mit dem Ausrollen eines Pizzateigs vergleichen. Faszienverklebungen (Teigverdickungen) werden durch Druck oder Rollen geglättet, gelöst und dadurch wieder gleitfähiger gemacht.

Auch hier geht es um die Hydration des Gewebes. Übt man einen Druck oder Zug auf (angespanntes) Fasziengewebe aus, wird das noch existierende Wasser ausgequetscht. Wenn der Druck oder Zug nachlässt und eine angemessene Ruhephase folgt, saugt sich die Faszie mit frischem, nährstoffreichem Wasser voll. Die festgezurrten, spröden Fasern werden endlich wieder mehr mit Feuchtigkeit versorgt und Nährstoffe können einströmen. Dadurch können sie sich neu bilden und strukturieren. Die unkoordinierte (filzige) Anordnung kann sich wieder klarer und parallel anordnen.

Bei dauernden Fehlhaltungen, z. B. vorgebeugtem Sitzen, wird die Lumbalfaszie dauernd überdehnt und sie leiert aus. Sie verliert ihre Elastizität und gibt dem Rücken keine Stabilität mehr. Dadurch müssen die Muskeln noch mehr arbeiten und werden ebenfalls überfordert. Sie verkrampfen und schmerzen. Eine Dauerdehnung bedeutet immer eine Überdehnung und oft sogar Verletzung der betroffenen Faszien. Aber auch eine dauernde Überlastung des Rückens macht die Lumbalfasziespröde und hart. Da Faszien aber miteinander verbunden sind, wird dies auch auf andere Körperregionen übertragen; in diesem Fall z. B. auf die Gesäßmuskel- und hinteren Oberschenkelfaszien, die wiederum mit dem Knie in Verbindung sind.

7.1.5 DAS LÄUFERKNIE (ILIOTIBIALES BANDSYNDROM BZW. SCHEUERSYNDROM)

Menschen, die viel gehen, z. B. Bergwanderer (besonders beim Bergabgehen) und vor allem Läufer, Jogger, aber auch Radfahrer, klagen häufig über Schmerzempfindungen an der Außenseite des Oberschenkels, bis zum Knie. Stechende Schmerzen an der Außenseite des Kniegelenks und/oder an der Oberschenkelaußenseite sind typische Schmerzangaben der Betroffenen. Fehl- oder Überbelastung sind meistens die Auslöser. Man spricht hier vom Läuferknie.

Dabei ist der Faszienstreifen am äußeren Oberschenkel (Tractus iliotibialis oder kurz das ITB), der auf den Muskeln vom Darmbein bis zum Schienbeinkopf unterhalb des Knies, entlangläuft, angespannt und dadurch unelastisch geworden. Auch bei Beinfehlstellungen wie z. B. O-Beinen oder X-Beinen, wird diese Sehnenplatte durch die Beuge- und Streckbewegungen des Knies gereizt. Bei jedem Schritt muss das iliotibiale Band über das äußere Ende des Oberschenkels gleiten, ähnlich einem Seil an einer Felskante. Wenn es verhärtet und unelastisch geworden ist und es zu einer entzündlichen Reizung kommt, ist dieses Gleiten nicht mehr schmerzfrei möglich. Es kommt zu Flüssigkeitseinlagerungen zwischen iliotibialem Band und Oberschenkelknochen.

Das Iliotibiale Bandsyndrom ist die häufigste Ursache im Bereich der Außenseite des Kniegelenks. Da der Schmerz oft von der Vorwölbung des Oberschenkelknochens kommt und zur Außenseite des Kniegelenks oder auch unter die Kniescheibe projiziert wird, wird die Ursache nicht selten falsch diagnostiziert, z. B. als Meniskusschaden.

Der Faszienstreifen hat eigentlich eine stützende und haltende Funktion und verhindert z. B., dass das Knie bei jedem Schritt nach innen einknickt. Die Aufgabe des Bandes ist es, Ober- und Unterschenkel stabil zu halten, wenn das Knie gebeugt wird. Auch bei O-Beinen oder X-Beinen wird diese Sehnenplatte, wenn sie zu stark gedehnt oder beansprucht wurde, durch die Beuge- und Streckbewegungen des Knies gereizt. Schwache Hüft- und abspreizende Beinmuskeln verhindern oft eine notwendige Hüftstabilisierung beim Laufen oder Gehen, sodass die Hüfte nicht genügend stabilisiert werden kann und auf der Seite des nicht belasteten Beins einsinkt.

7.1.6 FASZIENTRAINING ODER OPERATION?

Bevor Sie sich zu einer Knieoperation entscheiden, sollten Sie sich zuerst mit Übungen für das Knie beschäftigen und diese ein paar Wochen lang regelmäßig ausführen. Möglicherweise können Sie dann eine Operation verhindern. Für alle anderen gilt: Lieber vorbeugend üben, damit es nicht zu schwereren Knieschäden kommt.

Prof. Dr. Dr. h.c. David G. Simons und Dr. Janet Travell, Pioniere der Triggerpunktforschung aus den USA, die auch den Begriff der myofaszialen Triggerpunkte prägten, stellten fest, dass myofasziale Schmerzen die am häufigsten übersehene Ursache für chronische Schmerzen sind". Sie fanden heraus, dass 80 % der Schmerzen im Alter zwischen 20 und 65 Jahren zunächst myofasziale Schmerzen sind. Das heißt, der Schmerz ist zunächst durch Muskeln und Faszien bestimmt. Wenn dieser dann nicht behoben wird, werden weitere Schmerzursachen, wie Meniskus und Knorpelschäden und später Arthrose, hinzukommen. Aber die Primärursache für die meisten chronischen Schmerzen stellen zunächst myofasziale Triggerpunkte und Verklebungen dar („myofaszial" bedeutet, die Muskeln und Faszien betreffend).

Es wurde in der Zwischenzeit mehrfach bewiesen, dass gerade bei Arthrose im Knie oder Verletzungen im Bereich Knie und Sprunggelenk sich eine gute Wirkung dank Behandlung von Faszien und Muskulatur des gesamten Beins zeigt.

7.2 PRAXIS – FASZIENENTSPANNUNG FÜR DAS KNIE

Probleme mit den Knien werden häufig durch Schonhaltungen, sportbezogene Überlastungen und Haltungsdysbalancen oder durch Verletzungen verursacht. Durch Fehlbelastungen kommt es zu muskulären Schwächen, beschädigtem Knorpel, verklebten Faszien und eingeschränkten Gelenkbewegungen. Der Knieknorpel besteht aus Kollagen, Knorpelgewebe, Chondrozyten (Knorpelzellen) und etwa zu 70 % aus Wasser. Faszien bestehen aus Kollagen, Wasser und verschiedenen Klebstoffen. Sie umgeben Muskeln, Sehnen, Knochen, Gefäße, Organe und Nerven. Wie ein Spinnennetz halten sie alle Teile des Körpers zusammen und geben dem Körper Form und Stabilität. Außerdem versorgen sowie entgiften sie unsere Zellen. Verhärtete und verklebt Faszien (Bindegewebe) führen zu den unterschiedlichsten Beschwerden. Der Blut- und Lymphfluss in verklebten Regionen ist behindert. **Verklebte Faszien um das Knie sind häufig Ursache für Knieschmerzen**.

Sie bewirken einen Verlust der Flexibilität und Bewegungsfähigkeit einzelner Muskelfasern. Das Beugen und Strecken der Gelenke wird dadurch immer schmerzhafter und der Druck auf das Gelenk nimmt zu. Die Faszien um das Knie können vor allem mit einem Tennisball oder einem anderen harten Ball sowie einer harten Schaumstoffrolle gelöst werden. Im Faszientraining heißt dies das „Self Myofascial Release" (SMR). Sehr empfehlenswert ist auch eine Blackroll, die man in Sportgeschäften bekommen kann.

Bei den Druck- und Rollübungen gilt: Die Faszien lieben einen gut dosierten, manchmal schiebenden Druck. Dieser ist wie ein Schmelzen oder Verflüssigen des Gewebes.

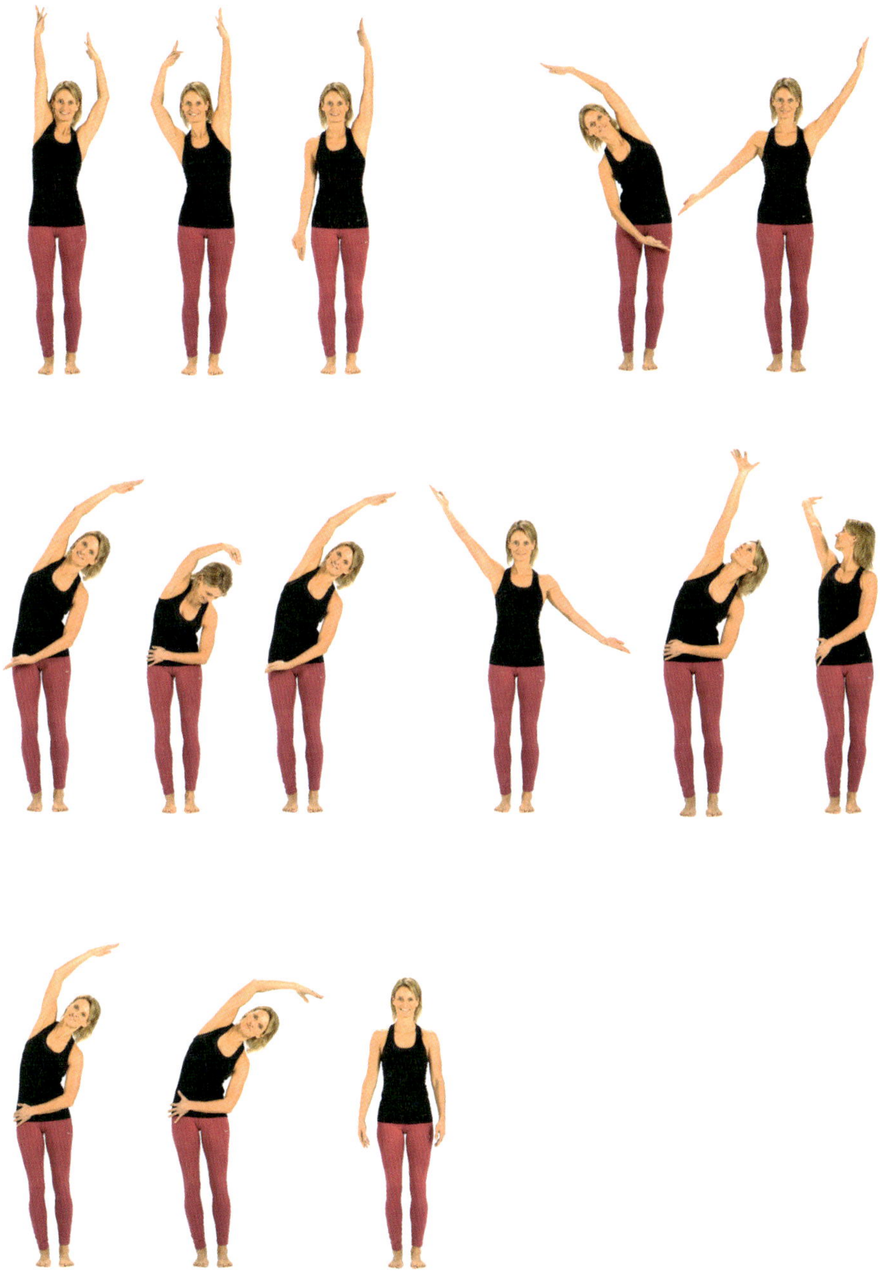

Bild 18: Faszienübungen zeichnen sich durch spezielle fließende Dehnübungen aus. (Bilder entnommen aus: Gunda Slomka, Faszien in Bewegung, Meyer & Meyer 2014, S. 206, 207, 208.)

ÜBUNGSPROGRAMM FÜR DIE FASZIEN

Bei den dynamischen Dehnungsübungen unbedingt darauf achten, keine ruckartigen, sondern gezielt kontrollierte, wiederholte Bewegungen zu machen. Muskeln und Faszien werden kontinuierlich in die Länge gezogen und wieder gelöst. Wenn die Bewegung federnd oder wippend ausgeführt wird, spricht man vom ballistischen Dehnen.

Und bitte immer die Schmerzgrenze beachten.

Zwei einfache Grundübungen: Stützen Sie sich auf zwei Nordic-Walking-Stöcken oder Stäben oder Besenstielen ab und wippen Sie sanft mit den Knien. Aber nie in den Schmerz hineingehen, sondern immer nur bis zur Schmerzgrenze. Dann können Sie diese Übung oft am Tag machen.

Zweite Grundübung: Ausgangsstellung wie oben; dann das Gewicht auf ein Bein verlagern und das unbelastete Bein locker nach vorne und hinten schwingen. In der Höhe variieren. Wenn Sie keine Schmerzen dabei empfinden, dürfen Sie das Bein gerne hinten und auch vorne hochschwingen.

7.2.1 FASZIENÜBUNGSPROGRAMM FÜRS KNIE

ÜBUNG 1

DYNAMISCHE DEHNÜBUNG FÜR FÜSSE, BEINE, SCHULTERN, HALTUNG

Kommen Sie auf die Zehen in den Ballenstand und strecken Sie gleichzeitig den rechten Arm nach oben, den linken Arm dicht am Körper nach hinten. Die Fingerspitzen in die jeweilige Richtung auseinanderschieben. – Dann die Fersen senken und die Arme gleichzeitig zurück zum Körper schwingen. Die Bewegung sofort weiterfließen lassen, indem Sie wieder in den Zehenstand kommen und die Arme gegengleich hoch und nach hinten schwingen. Im fließenden Wechsel; auch den Atem gelöst mitschwingen lassen.

Hinweis: Wichtig ist dabei der fließende Rhythmus der Bewegung. Es darf keinen Stillstand geben. Die Bewegung soll nicht abgehackt sein. – Muskeln, die für die Knie wichtig sind, werden dabei in Ketten gekräftigt und gedehnt.

ÜBUNG 2

DYNAMISCHE DEHNÜBUNG FÜR FÜSSE, BEINE, SCHULTERN, HALTUNG

Stellen Sie sich aufrecht auf den Boden und spannen Sie die Bauch- und Gesäßmuskeln etwas an. Verlagern Sie dann das Gewicht auf den rechten Fuß und schwingen Sie wie bei Übung 1 den rechten Arm nach oben und den linken nach hinten. Nehmen Sie die Streckung im Körper, auch im Hüftgelenk, wahr. – Ziehen Sie dann das linke Knie mit lockerem Schwung und gebeugtem Knie nach vorn. Gleichzeitig schwingt der rechte Arm zum angehobenen Knie. Die Bewegung 6-10 x ausführen, dann die Seite wechseln.

Tipp: Falls Ihnen das Gleichgewichthalten am Anfang Probleme bereitet, halten Sie sich mit einer Hand an einer Wand oder einer Stuhllehne fest.

ÜBUNG 3

DYNAMISCHE DEHNÜBUNG FÜR FÜSSE, BEINE, SCHULTERN, HALTUNG

Stellen Sie sich aufrecht auf den Boden und spannen Sie die Bauch- und Gesäßmuskeln etwas an. Verlagern Sie das Gewicht zuerst auf den rechten Fuß und schwingen Sie den rechten Arm nach oben und den linken nach hinten. Beachten Sie die Streckung bis in das Hüftgelenk. – Dann gleichzeitig den rechten Arm nach vorne schwingen und das linke Bein in Richtung rechter Hand kicken. 6-10 Mal in einer fließenden Bewegung. Dann die Seite wechseln.

ÜBUNG 4

„FLAMINGOSTRETCH" DYNAMISCHE DEHNÜBUNG FÜR RÜCKEN, LENDE UND BEINRÜCKSEITE ... BIS ZUR ACHILLESSEHNE

Legen Sie die Ferse des rechten gestreckten Beins auf die Sitzfläche eines Stuhls. Das linke Standbein ist leicht gebeugt. Die Zehen zeigen nach vorne. Beugen Sie den Oberkörper so weit nach vorne, bis in der Beinrückseite eine Dehnung zu spüren ist und strecken Sie die Arme nach vorne über die Beine hinweg.

Aus dieser Vorspannung heraus führen Sie zunächst sanfte, federnde Bewegungen vorwärts aus. Werden Sie dann selbst kreativ und federn Sie aus dieser Position heraus langsam in alle möglichen Richtungen. Erkunden Sie spielerisch, welche Vektoren Ihnen am meisten bringen und spüren Sie in jede Position hinein, wie sie sich auswirkt.

Variation

Ausgangsstellung wie oben. Verändern Sie dabei aber auch noch die Position des auf dem Stuhls abgelegten Beins, indem Sie es abwechselnd aus der Hüfte heraus langsam nach rechts und links drehen. Die jeweiligen Dehngefühle wahrnehmen.

Aus dieser Basisübung können Sie sämtliche Bewegungsvarianten spielerisch ausprobieren.

ÜBUNG 5
„CAT BODY STRETCH" ODER KATZENSTRETCH: DYNAMISCHE DEHNUNG HINTERER MUSKELKETTEN

Stellen Sie sich mit hüftbreit auseinanderstehenden Füßen vor einen Stuhl (der idealerweise vor einer Wand steht), und zwar so weit zurück, dass Sie beim Nachvornebeugen mit den Händen gerade noch die Sitzfläche des Stuhls erreichen. Die Knie sind dabei gebeugt, die Arme nach vorne gestreckt; das Gewicht liegt auf den Fersen, nicht auf den Händen. Der Kopf befindet sich auf einer Linie mit dem Rücken, der Nacken ist lang.

- Schieben Sie das Steißbein nach hinten und oben. Sie können sich dabei eine sich dehnende Katze vorstellen, die sich nach oben reckt. Nehmen Sie die angenehme Dehnung im Kreuzbeinbereich wahr.
- Jetzt schieben Sie den rechten Sitzbeinhöcker nach hinten oben, wobei sich das rechte Knie streckt und das Gewicht sich auf den linken Fuß verlagert. Gleichzeitig die Finger der rechten Hand spreizen und auf der Sitzfläche nach vorne schieben. Den Atem dabei gelöst fließen lassen. Nehmen Sie die Dehnung in Ihrer gesamten rechten Seite wahr. Dann kurz entspannen und die Übung mit der anderen Seite wiederholen.
- Nun schieben Sie noch aus der Ausgangsstellung heraus beide Sitzbeinhöcker nach oben, strecken die Beine und heben die Fersen an. Kopf und Steißbein sinken lassen. Der Rücken wird rund (Katzenbuckel) und Sie dehnen jetzt die oberflächliche Schicht der Lendenfaszie. Dann wieder auf die Fersen kommen und den Rücken strecken. Einige Male wiederholen, dann entspannen und der Übung nachspüren.

FASZIENÜBUNGSPROGRAMM MIT DER FOAMROLL

Eine Foamroll ist eine Rolle, die aus hartem Kunststoffschaum besteht. *Men's Health* erklärte zu der sehr beliebten Foamroll: „Die Blackroll will Trainingsgerät, Physiotherapeut und Masseur in einem sein." Und das kann sie halten. Sie können sich nun solch eine Blackroll kaufen, aber es kann auch ein sogenannter *Foamroller* oder eine Pilates-Rolle sein.

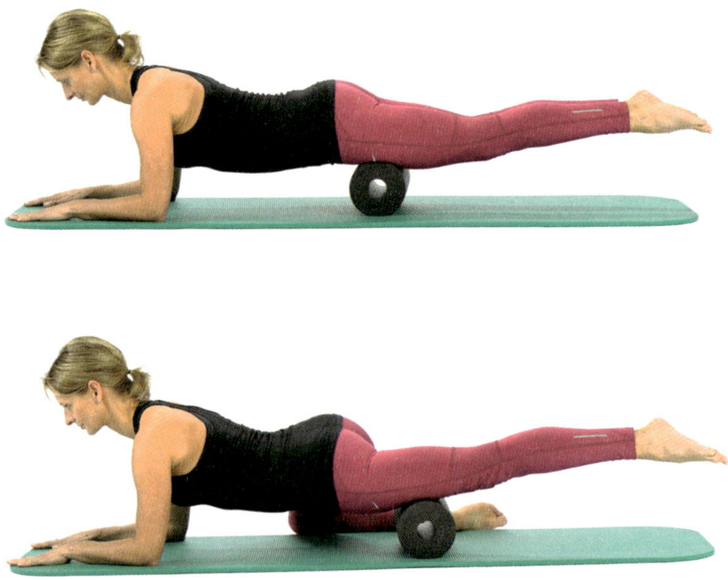

Bild 19: „Massagen" mit einer Foamroller tun nicht nur den Faszien gut. (Bilder entnommen aus: Gunda Slomka, Faszien in Bewegung, Meyer & Meyer 2014, S. 266)

WAS KANN DIE MASSAGEROLLE?

Solch eine Rolle ist das ideale Selbstmassagegerät nach dem Prinzip der aktiven Regeneration.

Durch Druck oder durch das Abrollen verhärteter Muskeln und Faszien können (Ver-) Spannungen und Verklebungen (Kollagen) gelöst werden; Fasziengewebe kann sich neu strukturieren und regenerieren und wird wieder gleitfähiger. Verkürzte Muskeln werden entkrampft und verlängert.

Der Roll- oder Druckeffekt wirkt auf das Bindegewebe wie ein Schwamm. Wasser (mit Schlacken) wird herausgedrückt, frisches kann nachfließen.

Für die Knie wurde nachgewiesen, dass vermeintlich arthrotische Beschwerden durch das Gleitfähigmachen der Faszien und Muskeln um das Knie, verbunden mit Mobilisations- und Kräftigungsübungen, die wichtige Gelenkflüssigkeit anregen und auch die Gelenkkapsel entspannen und vor Überlastung schützen. Die Gelenkflächen können wieder ausgeglichener belastet werden. Dadurch wird der Knorpel weniger oder gar nicht abgerieben.

Zu den Übungen: Rollen Sie mit dem angegebenen Körperteil 8-12 x über die Foamroll, den Tennisball oder was Sie sonst zum Rollen benutzen. Dies ist nur ein Richtwert. Man kann natürlich auch länger rollen, oder falls es zu sehr schmerzt, kürzer.

Rollen Sie langsam, im Zeitlupentempo, auf der Blackroll (dem Tennisball ....), verharren Sie an schmerzhaften Stellen, bis der Schmerz nachlässt. Je mehr Druck auf einzelne Körperflächen entsteht oder eingesetzt wird, umso tiefer liegende Strukturen werden erreicht. – Das Druckgefühl an einer empfindlichen Stelle sollte deutlich spürbar und gerade noch nicht richtig unangenehm sein und es sollte langsam deutlich nachlassen. Als Richtlinie gilt ein „Wohlweh" und kein verkrampftes „Autsch".

Hinweis: Das Gefühl des Hineinschmelzens in eine Faszienregion (um sie aufzulösen) und dann sanftes Weiterrollen ist genau richtig. Es ist wie ein Schmelzen und Verflüssigen des Gewebes. Den Atem dabei immer gelöst weiterfließen lassen.

Nach weiteren Wiederholungen können Sie oft schnell spüren, dass die Region schon etwas weicher und durchlässiger geworden ist. – Insgesamt benötigen Faszien jedoch mehr Zeit, um sich zu regenerieren als Muskeln. Aber der Effekt hält dafür auch länger.

Zur Übungsausführung: An Schmerzstellen ein „Shaken" auslösen, indem Sie an dieser Position stoppen und das Bein bei konstanten Druck ein wenig hin und her bewegen.

Für alle Roll- und Druckübungen gilt:

- Langsam, im Zeitlupentempo, mit dem genannten Körperteil rollen; jeden Punkt wahrnehmen. – Manchmal auch nur einige Zentimeter hoch und dann wieder den halben Weg zurückrollen und dadurch ganz langsam weiterkommen.
- Bei schmerzhaften Punkten können Sie auch manchmal stoppen und den Druck wirken lassen. Stellen Sie sich dabei vor, in die Rolle hineinzuschmelzen
- Verschieben Sie den Druckpunkt in minimalen Bewegungen etwas hin und her.
- Immer wird dabei Flüssigkeit in Bewegung versetzt.
- Alte Flüssigkeit wird dabei wie bei einem Schwamm aus dem Gewebe herausgedrückt, damit sich neue Flüssigkeit mit Nährstoffen darin füllen kann.
- Den Atem die ganze Zeit gelöst und in die Tiefe (zum Bauch hin) fließen lassen.
- Den Rollwinkel immer mal verändern, um alle Faszienteile zu erreichen.
- Ein Wechselspiel von Be- und Entlastung gewährt einen steten Austausch von Flüssigkeiten.

ÜBUNG 1

WADENMUSKULATUR UND -FASZIEN ABROLLEN

Die Wadenmuskeln neigen zur Verspannung und Verkürzung und können das Kniegelenk sehr belasten. Setzen Sie sich auf den Boden, stellen den linken Fuß auf und legen die Rolle unter den rechten Unterschenkel. Stützen Sie sich mit den Händen hinten auf; die Fingerspitzen zeigen dabei nach vorn. Rollen Sie die Wade möglichst von der Ferse bis zur Kniekehle langsam ab. Sie können sie auch in kleinen Bewegungen abrollen. Rollen Sie in der Mitte, und auch leicht versetzt den inneren und äußeren Wadenbereich ab. Auf schmerzhaften Stellen ab und zu bleiben und die Schmerzpunkte in die Rolle schmelzen lassen. Das Bein wechseln. Später mit beiden Beinen gleichzeitig. Das Gewicht lastet dann auf den Unterarmen oder Händen.

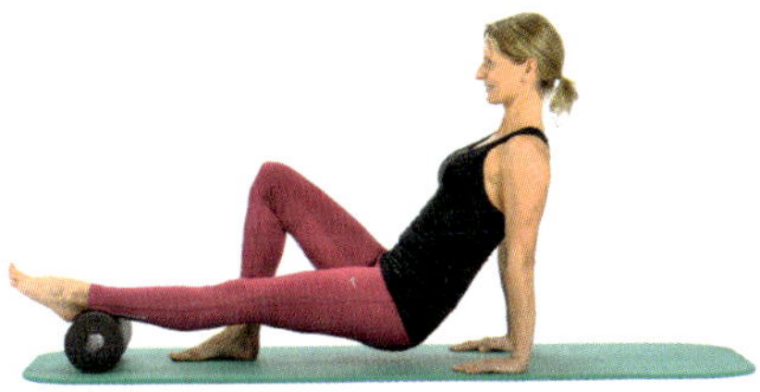

Variation

Wie oben, jedoch sich mit den Unterarmen oder Händen hinten abstützen und die Hüfte abheben. Dadurch wird der Druck auf die Rolle durch das Körpergewicht erhöht.

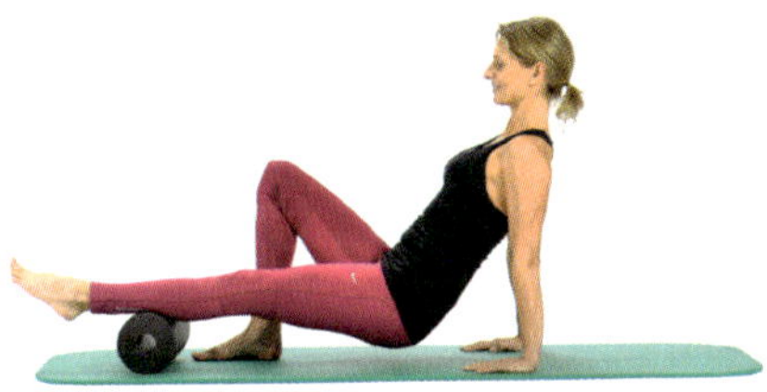

Hinweis: Gerade bei den Wadenrollübungen können Sie auch gut Tennisbälle benutzen.

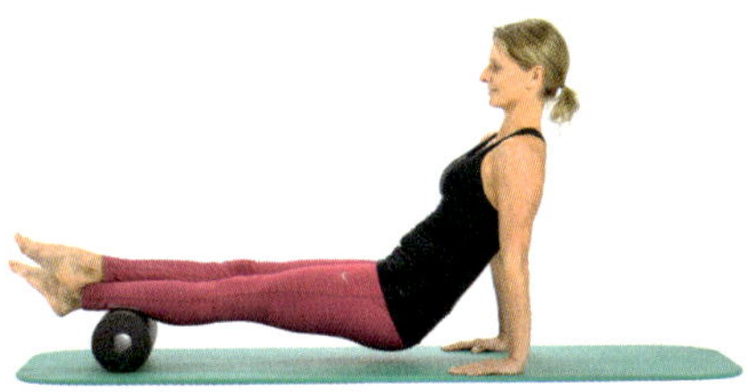

Variation 2

Noch intensiver wird die Übung, wenn Sie die Fußgelenke überkreuzen und übereinander auf der Rolle auflegen. Dadurch wird der Druck auf das untere Bein und den Wadenmuskel erhöht.

ÜBUNG 2
HINTERE OBERSCHENKELMUSKULATUR UND -FASZIEN ABROLLEN

Wie in Übung 1, jedoch die Rolle unter einen oder beide Oberschenkel legen. Schieben Sie mithilfe der Arme den aufrechten Oberkörper in Richtung Füße bis knapp vor den Kniekehlen. Dann wieder zurück bis zum Gesäß. Entweder in einer großen oder in ganz kleinen Rollbewegungen. An bestimmten Stellen den Druck einfach wirken lassen. Stellen Sie sich vor, dass der Oberschenkel ein Schwamm ist, den Sie ausdrücken wollen. Schmelzen Sie in schmerzhafte Punkte hinein und verändern Sie den Winkel ab und zu.

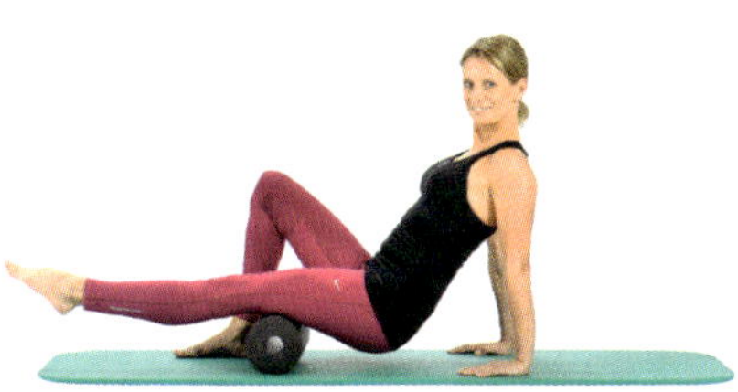

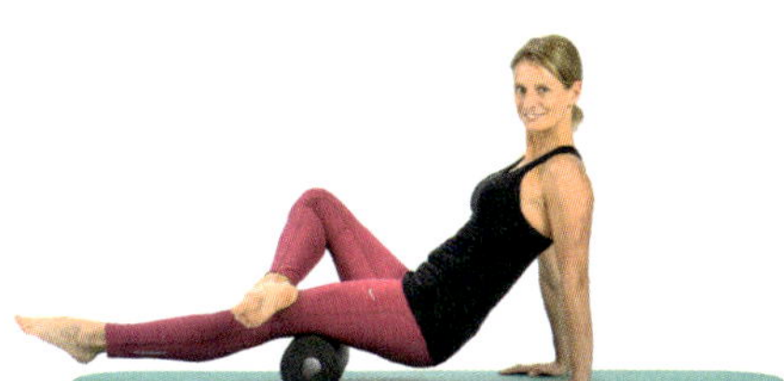

ÜBUNG 3

DEN GESÄSSMUSKEL ABROLLEN

Ausgangsstellung wie in Übung 1 und 2. Setzen Sie sich mit aufgestellten Beinen mit dem Gesäß auf die Rolle (oder zwei Tennisbälle) und rollen Sie in kleinen Bewegungen vor und zurück.

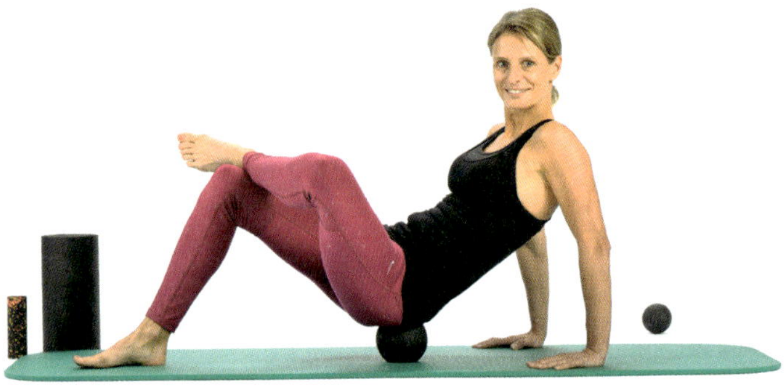

ÜBUNG 4

VORDERE OBERSCHENKEL AUSROLLEN

Knieprobleme resultieren häufig aus zu schwachen Fuß- und Hüftmuskeln, die dadurch sehr schnell verspannen. Dies gilt ganz besonders für die vorderen Oberschenkelmuskeln, für die es deshalb besonders wichtig ist, regelmäßig ausgerollt zu werden.

Legen Sie sich auf den Bauch, stützen Sie sich auf den Unterarmen ab und positionieren Sie die Rolle unter den Oberschenkeln. Rollen Sie dann die Oberschenkelfaszie in großen und kleinen Bewegungen sowie in verschiedenen Winkeln ab, indem Sie mithilfe der Arme den gestreckten Oberkörper vor und zurück schieben (in Richtung Knie und Hüfte).

- Sie können auch auf manchen Druckpunkten verharren und mit kleinen Winkelveränderungen in den Druck hineinschmelzen.

Etwas leichtere Variation

Winkeln Sie ein Bein an und legen Sie die Rolle unter einen Oberschenkel.

ÜBUNG 5
DIE SEITLICHEN OBERSCHENKELFASZIEN (ITB) AUSROLLEN

Wie schon gelesen, ist das iliotibiale Band an der Außenseite des Oberschenkels häufig verspannt, verkürzt und wirkt dementsprechend auf das Knie. Es auszurollen und Verspannungen zu lösen, ist sehr wirksam.

Legen Sie sich wieder auf den Bauch, stützen Sie sich auf den Unterarmen ab und positionieren Sie die Rolle unter den Oberschenkeln. Dann drehen Sie sich auf die rechte Seite, sodass die Außenseite des rechten Beins auf der Rolle liegt. Den linken Fuß stellen Sie vor dem rechten Bein als Abstützung auf. Die linke Hand können Sie vor dem Körper auflegen oder nur mit den Fingerspitzen den Boden berühren.

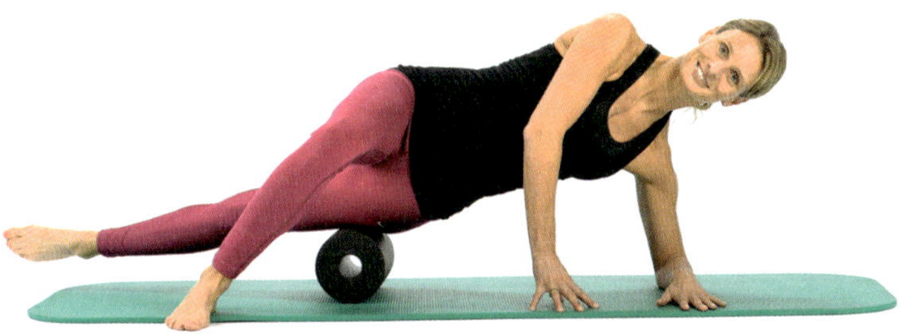

Noch anspruchsvoller: Die linke Hand auf die Taille legen.

Rollen Sie langsam über die gesamte Außenseite des Beins in Richtung Knie und wieder zurück. Stellen Sie sich vor, den Oberschenkelbereich durch den Druck auf die Rolle wie einen Schwamm auszudrücken. Variieren Sie die Bewegung in verschiedenen Winkelkombinationen.

Variation

Verharren Sie ab und zu 30-60 Sekunden auf einer schmerzhaften Stelle. Dann in Zeitlupentempo zur weiteren Druckstelle rollen. Lassen Sie den Druck und den Schmerz in die Rolle hineinschmelzen.

Danach entspannt nachspüren und dann das Bein wechseln.

ANHANG

STICHWORTVERZEICHNIS

EMPFEHLENSWERTE LITERATUR

Grifka, J. (2006). *Die Knieschule.* Rowohlt Verlag, Reinbeck

Merk, J. & Horstmann, Th. (2008). *Knie aktiv.* Hirzel Verlag, Stuttgart.

Theodosakik, J., Adderly, B. & Fox, B. (2000). *Die Arthrose-Kur.* Goldmann Verlag, München.

HILFREICHE ADRESSEN:

Arthrose-Liga e. V.
Kaiser-Karl-V.-Allee 3
93077 Bad Abbach
www.arthroseliga.de

Deutsche Arthrose-Hilfe e. v.
Postfach 11 05 51
60040 frankfurt
www.arthrose.de

Deutsche Rheuma-Liga e. V.
Bundesverband
Maximilianstraße 14
53111 Bonn
Tel.: 0228/ 766 06 11
www.rheuma-liga.de

FeelGood-Shop.com

Dies ist ein Onlineshop für natürliche Nahrungsergänzungsmittel. Im großen Sortiment finden sich auch viele Mittel (wie beispielsweise Glukosamin) gegen Arthrose, Arthritis und andere Gelenkbeschwerden von geprüften Herstellern.

Infos unter: www.feelgoods-shop.com

Oder Tel.: 008 00/ 87 24 56 22
(kostenlose Hotline)

BILDNACHWEIS

Coverfoto:	AdobeStock
Fotos Innenteil:	Fotostudio Claudia Reiter
	S. 153, 158, 161, 162, 163 aus Slomka, G. *Faszien in Bewegung*. (2014). Aachen: Meyer & Meyer Verlag. Mit freundlicher Genehmigung der Autorin.
Grafiken:	Jörg Mair, München
Covergestaltung:	Katerina Georgieva
Innenlayout & Satz:	Sannah Inderelst
Bearbeitung 5. überarbeitete Auflage:	Katerina Georgieva
Lektorat:	Dr. Irmard Jaeger, Manuel Morschel